なぜ私は病気なのか？

アドバンス・クリアリング・エナジェティクスで病気の原因を解明する

WHY AM I SICK?
How to Find Out What's Really Wrong Using Advanced Clearing Energetics

リチャード・フルック 著
采尾英理 訳

ナチュラルスピリット

WHY AM I SICK?

by Richard Flook

Originally published in 2013 by Hay House(UK)Ltd.
Japanese translation published by arrangement with
Hay House UK Ltd. through The English Agency(Japan) Ltd.
Tune into Hay House broadcasting at：www.hayhouseradio.com

なぜ私は病気なのか？

アドバンス・クリアリング・エナジェティクスで
病気の原因を解明する

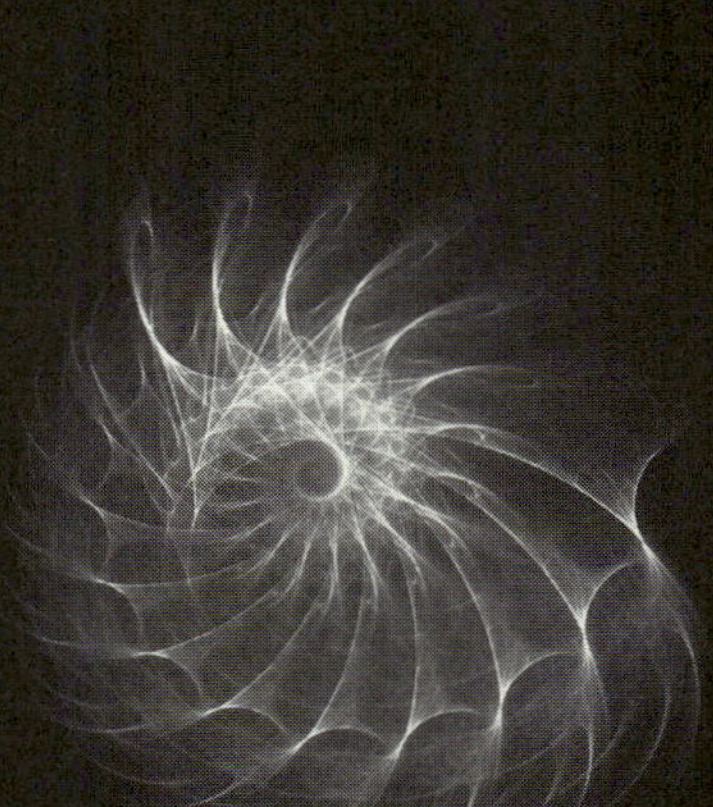

なぜ私は病気なのか？　**目次**

謝辞

母が父のもとを去ったのは、私が六歳のときでした。当時、私たちはイギリス南西部のブリストルに住んでいたのですが、母はそこから北へ何百マイルも離れたところへ越して行きました。そして私が十二歳になる頃、母はがんで亡くなりました。その母の死がきっかけとなり、やがて私は本書を執筆することになったのです。

母、アン・リチャードソン（フルック）の死には意味があったと思っています。母がここにいて、この本を読んでくれればいいのにという願いはもうかないません。けれども嬉しいことに、父のジュリアン・フルックには私の努力の成果を披露できます。真実を探求する私をずっと支えてくれていた父に本書を手にしてもらえることを誇りに思っています。

両親の離婚後、私は父の人間関係を苦々しく思っていました。父を許すことができたのは、ずっと後になってからのことです。しかし私自身に息子ができた今、人の親であることの厳しさを身をもって知るようになりました。誰でも過ちを犯すことはあります。そもそも、人間は完璧ではないからです。父も人並みにさまざまな病気や問題を抱えてきました。そんな父の応援に励まされ、本書は日の目を見ることができたのです。

愛する妻、クリスティン・ワトソン・フルックにも感謝を捧げます。妻は執筆中の私を辛抱強く見守り、協力してくれました。本人は知る由もないことですが、妻の冷静沈着な支えがなければ、本書を完成させることはできなかったでしょう。二人でＮＬＰのトレーニング会社〔訳注１〕から、現アドバンス・クリアリング・エナジェティクス（Advanced Clearing Energetics：以下ＡＣＥ）へとビジネス転換を決意したとき、二人ともその転身が大きな賭けになるだろうと覚悟していましたが、妻は終始一貫して私を支えてくれました。私はどうすればＡＣＥが人々の実生活で役立つのかを熟知すべく、研究を続けながら定期的に無料相談もおこなっていましたので、二人の収入はＮＬＰで稼いでいた額の三分の二も減ってしまいました。さいわい、その努力は報われました。ＡＣＥは人々にとって貴重な知識となり、現在、私は世界中でＡＣＥトレーニングを指導しています。

最後になりましたが、息子のオリバーにも感謝を伝えたいと思います。子どものいる方なら、なぜ私が息子に感謝しているのかおわかりいただけるでしょう。子どもは、偉大な教師だからです。

序文

カール・ドーソン／サーシャ・アレンビー

私は感情解放テクニック（ＥＦＴ）［注１］のマスターとして、自己啓発の分野の最先端で何年も仕事をしてきました。多くの方の例にもれず、私も健康を害したことがきっかけで、この特別な旅路を歩むことになりました。

二〇〇一年から二〇〇二年にかけて、私は慢性疲労、数種のアレルギー、炎症、代謝異常、血糖調節異常に悩まされ、体調が悪くなる一方でした。そうした症状から快復していく過程で、私はＥＦＴに引き寄せられ、たちまちセラピスト、トレーナーとなり、最終的にはＥＦＴマスターになっていました。

この時期、手が回らないほど多くのクライアントや研修生が、呼び寄せたかのように私のもとへ集まりました。彼らもまた、深刻な病気や疾病を克服しようとしていたのです。宇宙は、同じ道を歩む者を送り込んでくるだけではなく、注意を払っていれば、問題を解く鍵まで与えてくれていることに気づきます。クライアントや自分自身を治す解決策を探し求めていた私は、幸運なことに、世界中の偉大な教師に出会うことができました。ＥＦＴの生みの親、ゲアリー・クレイグもそのうちの一人です。ボディ・

エコロジー・ダイエット［訳注2］の創始者であるドナ・ゲイツや細胞生物学者のブルース・リプトン博士も、草分け的なすばらしい指導者でした。二人の豊富な知識に助けられ、私を含む多くのクライアントが経験している症状の意味を理解するようになりました。現代医学モデルでは解決できない健康問題の説明がついたのです。

優れた先駆者たちから得た膨大な情報を武器に、私は重病対応トレーニング用にEFTを改良しました。これは医療専門家やセラピストをはじめ、非医療従事者の間でも好評を博しています。このトレーニングでも説明しているのですが、初期のトラウマや幼少期の経験が未解決のまま残っている場合、それが年齢とともにさまざまな疾病となって現れることがよくあります。これは体が、潜在意識下で生じた自己や環境に対する誤った認識に適応しようとするからです。トレーニングでは問題を認識し、EFTがどのようにしてさまざまな症状を解消できるかを実演しながら解決に取り組みます。

旅路の途中で、幸運にもリチャード・フルックと出会い、共同トレーニングをおこなうことができました。そして「アドバンス・クリアリング・エナジェティクス（ACE）」と名付けられた彼の貴重な方法論を学ぶ機会にも恵まれました。これまでにも大勢のクライアント、研修生、ワークショップ参加者の疾病に潜在する感情的要因を的確に見つけだす手助けをし、EFTを用いて解決してきました。現在までに取り組んできたさまざまな身体的症状および感情的症状の中でも、次に挙げるものではとくにめざましい成果がありました。慢性疲労症候群、リウマチ性関節炎、多発性硬化症（MS）、過敏性腸症候群（IBS）、糖尿病、ぜんそく、がん、クローン病、大腸炎、白斑、脱毛症、甲状腺機能低下症、不安神経症、パニック発作、ストレス、抑うつ症などです。こうした成果が飛躍的に伸びたのは、AC

Eのおかげでした。

数年前、私はEFTを進化させた「マトリックス・リインプリンティング」という技術を生み出しました。この技術は量子物理学と新科学分野における数々の進歩の結果をEFTに取り入れたもので、自己を変容させる強力な手法です。リチャードは、マトリックス・リインプリンティングとACEの組み合わせを「これこそ夢の最強コンビだ！」と絶賛しています。なぜなら、マトリックス・リインプリンティングによって、過去のトラウマによって分離した自己の各「パート」（第6章を参照）に直接働きかけ、ACEによって、どのトラウマがどの疾病の原因になっているのかを正確に見極めることができるからです。つまり簡単な分析法をもとに、ACEで病状の根本にあるものを素早く見つけ出し、マトリックス・リインプリンティングで解決するというわけです。

二〇〇八年、この二つの技術を統合させたいという熱い思いを胸に、リチャードと私は二人の知識を詰め込んだ三日間におよぶトレーニングコースをおこない、その様子を撮影しました。リチャードがその手腕を発揮して、ワークショップ参加者にそれぞれが抱えている病状について尋ね、病状の引き金となったトラウマを見つけ出します。そして私がマトリックス・リインプリンティングを用いて、そのトラウマとなった記憶にまつわるストレスとエネルギーの分裂を解消し、有用な記憶に書き換えるのです。

このトレーニングコースの成果には、眼を見張るものがありました！　参加者の一人は、五十分で双極性気分障害を解消しました。ACEの高精度をもって、症状の根本原因を見つけ出し（それは参加者が幼少期に経験した三つのトラウマであることが判明しました）、マトリックス・リインプリンティングを用いて、この三つのトラウマを書き換えたのです。

もちろん、マトリックス・リインプリンティングのみでも、最終的にはこの症状を解消できたでしょう。しかしACEがなければ、数あるトラウマの一つひとつに取り組んで疾病の原因を探さねばなりません。目的のトラウマを突きとめるまでに数ヶ月はかかったでしょう。しかも、トラウマによっては人の意識に現れないこともあり、疾病の原因となったトラウマが隠れたままという可能性もあります。ACEを用いることで、症状や問題は寸分の狂いなく確実に見つかり、驚くべき結果を導くことができるのです。

こうした経験から、私はリチャードが本書を記してくれたことを本当に嬉しく思っています。もちろん、ACEの取り柄はトラウマを解消することだけではありません。詳細については、この『なぜ私は病気なのか』が教えてくれるでしょう。

医師、医療専門家、心理療法士、ホリスティックセラピスト、栄養学者、そのほか病気の根本原因を知りたいと思っている多くの人々にとって、本書は貴重な知識の宝庫となるはずです。これまで、病気や疾病において、治療行為と科学は分断されていました。本書が両者をみごとに繋ぎ合わせてくれる、大勢が待ち望んでいたものなのです。クライアントの快復に真剣に取り組むすべての医療従事者が、その書棚に本書を置かれることを願っています。そして私のマトリックス・リインプリンティング・トレーニングコースにおいても、推薦図書リストの筆頭で、本書をお勧めすることになるでしょう。

カール・ドーソン『マトリックス・リインプリンティング』
（ナチュラルスピリット）共著者

カールと同じく、私の旅も長患いから始まりました。私は寝たきりとなり、二〇〇五年までの数年間、ベッドでの生活を余儀なくされました。あの頃の私は、仮想現実を疑いなく受け入れていました。その作り上げられた世界で、自分のことを慢性疲労症候群の不幸な犠牲者だと思い込み、そもそも病気になったのは運が悪いからだと感じていたのです。

ところが、私が抱えていた病気は、実は人生にもたらされた唯一最大の贈り物だったのです。この病気が発端となって大きな変容の幕が開き、生涯忘れることのできない貴重な体験を得られました。とはいっても、一朝一夕にそうした感謝の念にたどり着いたわけではありません。今あなたご自身またはご家族が長い病を患っていて、それがきっかけで本書を手に取られたのなら、現段階では私の考え方に共感できないかもしれません。

転機は、いつもと何ら変わりのない日にやってきました。私はベッドに横たわり、なんて惨めな人生なのだろうとお決まりのぼやきを繰り返しながら、あらゆる意味で自分の人生を嘆いていました。けれどもその日、私は自分の泣き言を耳にして気づいたのです。確かに、この苦しみは自分のせいで起こっているわけではないけれど、自らの考え方と行動が苦痛を助長させているのではないかと。その瞬間から、私は自分の経験やその後の治癒に対して責任を持とうと決意しました。

自分の思考をコントロールするということは、自分の行動に責任を持つよりも遥かに難しいようでした。私はプラス思考の手法をいくつも試してみましたが、その思考から「目」をそらした途端、おなじみの自滅的な決まり文句を繰り返していることに気づきました。そんなとき、ＥＦＴ（感情解放テクニック）と出会ったのです。最初は、ＥＦＴの身体的な痛みに働きかけるというテクニックに惹かれました。そして試してみると、なんと五分足らずで足の痛みが相当に和らいだのです――その痛みにはもう何年も悩まされていたというのに。驚いたのはそれだけではありません。ＥＦＴを通して、それまでに経験した数々のトラウマと自分の健康状態をつなぐリンクの存在に気づいたのです。カール・ドーソンと連絡を取り、ＥＦＴを用いて未解決のトラウマに取り組んでいくと、同時に自分の体が治癒していることに気づきました。

リチャード・フルックと初めて会ったとき、過去のさまざまなトラウマが体の症状と的確に結びついていることを知り、心を奪われました。実際、リチャードは驚くほど正確に身体疾患の原因を示し、健康を取り戻すために取り組むべき特定のトラウマを探し当てることができました。この手法は、私自身の治療にも非常に役立つことがわかりました。なぜなら、私は慢性疲労症候群に悩んでいただけではなく、双極性気分障害（躁うつ病）を二十年間も患っていたからです。初めにカール、次にリチャードと取り組んでこの症状を完全に克服できた私は、その後も、一般的に治療法がないとされている数々の症状が「奇跡的」と思われるような治癒に至るのを目撃してきました。

そんなわけで、私はリチャードが本書をまとめてくれたことを心からうれしく思っています。自分に起こった治癒が奇跡として片付けられるのではなく、当たり前のこととして認識されるようになることを願っています。トラウマ的体験と疾病プロセスの間にあるリンク（つながり）の存在を知る人が増え、アドバンス・クリアリング・エナジェティクスを用いて問題解決するようになれば、私が経験したような治癒が日常的なものになるでしょう。

本書は、無数にある健康上の課題に明確で幅広い答えを示してくれます。そして、とうの昔に自分の病状に抗うのを諦めた人たちに希望の光をもたらし、実用的なツールとなって、本来あるべき健康の前に立ちはだかる障害を拭い去ってくれることでしょう。あらゆる医師、代替療法士、精神分析医――他者の治療に強い関心を持つすべての人々――が本書を手にし、ＡＣＥの原理を応用してくだされば願っています。本書によって、これまで絵空事にすぎないと思われていた健康への大革命が起こるかもしれません。そして本書が、二十一世紀を代表する書籍の中でも最高の一冊となり、従来の医療の枠組みに疑問を投じ、新しく現実的な医療モデルとなることと信じています。

サーシャ・アレンビー『マトリックス・リインプリンティング』

（ナチュラルスピリット）共著者

訳注１：Neuro-Linguistic Programming（NLP）神経言語プログラミング。人間の卓越性を研究し、どのような思考パターンがどのように行動に現れるのかを説明する。

訳注２：消化管を快復・維持する食餌療法。

はじめに　新しい見解

「逆境は最良の教師なり」
——ベンジャミン・ディズレーリ英首相（一八〇四～一八八一年）

本書『なぜ私は病気なのか？』では、体内に閉じこめられたエネルギーがどのようにして疾病や心理的問題、そのほかさまざまな変調や病状として現れるかを説明しています。また、その閉じこめられたエネルギーをアドバンス・クリアリング・エナジェティクス（ＡＣＥ）を用いて特定する方法について述べています。

本書の内容は、伝統的な医学の現在の考え方に真っ向から逆らうものですが、私は努めて偏見のない姿勢で、現行制度に不備があると考える理由を、一つひとつ証拠を挙げて説明しました。伝統的な医学とは対立していても、ここでお話することには議論の余地があります。本書を読んでいただければ、疾病とその原因に対する解釈が変わり、さらに伝統療法・代替療法・エネルギー療法・補完療法を統合したアプローチによる治療法についても、新しい視点で考えられるようになるでしょう。

今、あなたが何かの病を患っていて、対処法を求めて本書を手に取られたのなら、まずは医師の診断を受けることをお勧めします。すでに医師の診断を受けていて、何らかの療法を検討中でしたら、それがいかなる療法（伝統療法、補完療法、エネルギー療法、代替療法など、さまざまな療法があります）であるにせよ、本書を通して、その疾病や症状を患うことになった理由を悟られることでしょう。ご希望であれば、ACEプラクティショナーを探して一緒に問題に取り組み、ご自身の担当医と協力してもらって、ACEと特定の療法を組み合わせた適切な対処法を見つけることもできます。ACE認定プラクティショナーのデータベースは日々更新され、ウェブサイトにてご覧いただけます。www.advancedclearingenergetics.com［訳注3］

あなたが医療従事者である場合も同様に、ご自分のクライアントにはまず医師の診断を受けてもらうことが大切です。その後にクライアントの疾病や症状に取り組んでください。ACEプラクティショナーは、あなたに協力し、クライアントが特定の症状を抱えている理由を見つけ出してくれるでしょう。ともにクライアントが潜在的に抱えている問題に取り組むというわけです。もちろん、そこに医師が加わっても構いません。

本書の目的は、ACEの背景にあるプロセスをいくつか紹介することです。プロセスがわかれば、疾病の仕組みも理解していただけるでしょう。さらに詳しくACEを学ぼうと思われる方は、次のウェブサイトをご覧ください。ダウンロードできるプログラムを数多くそろえ、実演トレーニングコースのリストも掲載しています。www.advancedclearingenergetics.com

訳注３：ＡＣＥ日本語ウェブサイトは advancedclearingenergetics.jp

第1章　アドバンス・クリアリング・エナジェティクスのはじまり

「病の治療における最大の過ちは、体を診る医師と魂を診る医師がいるということだ。本来、体と魂は切り離せない存在なのに」　――プラトン（ギリシャの哲学者・劇作家）

一九七六年の冬、ある寒い日の午前十時半のことでした。私は十二歳で、当時通っていたイギリス南西部のバースにある学校の教室へ向かって、小さな坂を上っていました。とめどなく溢れる涙が頬をつたい落ちていきます。私は涙を止めることができず、静かにすすり泣いていました。学校の友だちには見られたくありませんでした――男の子は泣かないものだから。私は一人きりで歩いていました。最低最悪の日。しかし、今になって思えば、それはその後を左右する日でもありました。その日に私は、人生でもっとも決定的な決断の一つを下すことになったのです。その決断は私という人間を形作り、奇跡のような旅路へ導くものとなったのですが、当時の私は未来のことなど知る由もなく、その重要性に気づいたのも二十八年後のことでした。

その日の朝、いつもはドアから陽気にひょっこり顔をのぞかせて起こしてくれる父が、静かに部屋へ入って来ました。明らかにいつもと違う父の様子に、何かあったんだ、と胸騒ぎがしました。父は腰かけて少しの間をおき、私を見つめてゆっくり首を振りました。その時の悲嘆に暮れた表情が今でも目に浮かびます。父は目をそらし、悲しみに満ちた口調で言いました。「うまく言えないんだけどね、お母さんが重い病気だったのは知っているだろう。リチャード、お母さんは昨晩遅くに亡くなってしまった」。

両親が離婚したのは六年前で、その数年後に母は左胸にいくつかのしこりがあることに気づきました。その頃には母も再婚していて、父と私たち三人兄弟で住んでいた所から車で十時間かかる場所に越していました。母とはたまにしか会えず、それは私たち兄弟にとって胸をえぐられるような辛い時期でした。母がとてつもなく恋しかったからです。ずっと後になってから理解したのですが、その時の別れと三人の息子たちを心配する気持ちが、母の乳がんとその後遺症、そして死の原因となったのです。

いったいなぜ、母があの若さで悲惨な死を迎えることになったのか、その理由を知りたいという思いがきっかけとなり、私はある旅路を歩み始め、やがてACEを始動させることになりました。そして何千人もの人々と関わり、医療界では今日まで謎とされている疑問を解く手助けをすることになりました。その疑問とは、「なぜ人は病気になるのか」というものです。

誤解を招きたくはありません。確かに医師の方々は、それが心疾患でも皮膚炎でも、さまざまな症状を正確に診断し、適切な治療を施してくれます。ただ、疾病が発症する「理由」については、依然として答えられずにいます。

従来の医療の欠点

医療科学界（とそのほか代替医療界や補完医療界など）の理論によると、疾病は体に起こるエラーなので、治療としては症状を抑制・緩和する放射線治療や薬物療法、または病原を除去する外科手術などをおこないます。診断も単純そのもので、「体が故障してしまっている」あるいは「体が弱っていたりバランスを崩していると、そこを狙って疾病が攻撃する」などと説明するでしょう。

私たちはこれまで、疾病には対向する術がなく、健康的な生活習慣を心がけることぐらいしかできないと教えこまれてきました。自分のせいで疾病が発症するわけではないのだから、症状や問題も自分の責任ではない、というわけです。思考と疾病は無関係。心と体はつながりのない別個の存在。そう信じて、多くの人々は医師を訪ね、健康を取り戻したいと訴えてきました。「除去するなり摘出するなりしてください。薬で病原菌を殺していただけますか。どんな治療でも構いません、この苦しみから解放されて、また良くなりたいのです」と。

長いあいだ、このような考え方が受け入れられてきました。過去およそ百年を振り返ってみても、従来の医療技術が世界中で人々の健康や寿命に大きな影響を与えてきたのは事実です。製薬業界もこの考え方に従って、より新しく高品質で強力な薬を次々に開発してきましたし、その中には素晴らしい効果をあげるものもあります。しかも、それを求めているのは私たちです。ちがいますか？　魔法の薬を飲めば治ってしまうのですから、これ以上に簡単なことはありません。それに近年まで、心と体のつながりを裏付ける証拠などなかったのですから、医師、製薬業界、社会にだけ現状の責任を負わすことなどできないでしょう。

しかし、この「治療」体系がいつでも機能するわけではありません。なぜでしょう？　これまでに出会った人々の多くは、法外な費用がかかる化学薬品中心の薬漬け社会に不満を抱いていました。なぜなら、たいていの場合、薬の常用は症状をごまかすだけで、ときには元の症状よりひどい副作用をもたらすこともあるからです。しかも奇妙なことに、ここ二十年間、医師の社会的地位はもはや頂点にありません。過去には、あらゆる病を治すその魔法のような能力で尊敬を集めていましたが、今や治療者として称賛されるよりも、医療ミスで訴えられることの方が多いくらいです。

もう一つ忘れてならないのは、巨大な製薬業界の存在です。製薬業界は、政府の保健政策への関心を一つの治療体系だけに集中させるという大きな役割を担っています。その唯一の治療体系とは、化学的に疾病を治療する方法です。この化学的アプローチが病の謎の解明にあまり役立っていないことを示す証拠が数多くあります。証拠がふんだんにあるのは明らかなのに、製薬業界はこの治療体系・化学的アプローチを守り続けています。

どこで道を誤ったのか?

この「どこで道を誤ったのか」という疑問には、まだ事実が出そろっていないため憶測でしか答えられません。しかし、私の見解をいくつか述べていきますので、最後まで読んでいただければ、納得してもらえるのではないかと思っています。

まず、六十年前のがんに対する医療介入は化学療法、放射線治療、外科手術であったことをご存知でしょうか。当時はそうした療法もまだ初期段階にあり、実験的なものでした。それに一部ホルモン療法が加わったものの、現在でもがん患者には同じ療法が施され、生存率は六十年前と大差ありません。世界中で、がん患者の生存率が伸びたとする報告があり、膨大な数に及ぶ調査がおこなわれているにもかかわらず、実際のところ生存率は変わっていないのです。

ラルフ・モス博士が、その著書『ガンは抗ガン剤療法で治るのか――ガン化学療法の問題点』（菜根出版）で、どのようにして化学療法はがん患者の生存期間を三十パーセント伸ばすのかについて触れています。三十パーセントとは高い数字に思えますが、この数値はいったいなにを示しているのでしょう。寿命が延びて、再発もなしということでしょうか?　そもそもこの統計はどのように集められたのでしょう?自主統計なのでしょうか。それとも良質な臨床試験に基づいてまとめられたのでしょうか。

博士によると、三十パーセントという数字からわかるのは、化学療法を受けた患者が、その後がんの兆候なしで生存できる期間です。しかし、化学療法を受けた患者が受けなかった患者よりも実際に長く生存するのかは、この数値からは判断できません。

この点について博士は、リンパ節転移のない乳がん患者におこなった化学療法に関する十回のランダム化比較試験を例にあげて説明しています（医療研究において、ランダム化比較試験は究極の判断基準とされています）。確かに、がんの再発率はおよそ三分の一減少しましたが、患者の生存に関して目に見える効果は認められませんでした（これがしばしば引用される「三十パーセント向上」の一例です）。

メディアは、がん治療が劇的に改善されていると頻繁に報道していますので、この比較試験の結果には驚かれるかもしれません。しかし、事実は私たちが聞かされているほど好ましいものではないようです。確かに、過去三十年間で乳がんの再発率は五十パーセント下がり、新しい治療法のおかげで生存率が五十パーセント上がったことをほのめかしています。しかし残念ながら、事実はそうではありません。このような成果の大半は、精度が向上したスクリーニング検査、禁煙、教育の賜物であって、改善された新しい治療法のおかげではないのです。

いわゆる「がんとの闘い」に投じられる費用は、ほとんどが慈善団体からの寄付によるものですが、その何兆ドルという額を考えると、報じられている「がん治療の劇的な改善」に対する疑問が生じます（もちろん、がんだけではなく、心疾患、糖尿病、そのほか一般的な病気にも莫大な費用が投じられています）。あとどのくらいの犠牲者が出れば、医療科学界の人々はシャーレばかり覗きこむのをやめて、ほかに目を向けるのでしょう。いつになれば、疾病は環境条件の変化が引き金となって「生きている」人間の中に生じるものであるということを受け入れ、単一の欠損細胞が原因、理由、説明もなく引き起こすものではない、ということを認めるのでしょう。欠陥遺伝子を持ちながらも健康だった人が急に発病することがあります。そこには、その欠陥遺伝子を変化させる原因となった出来事があったはずなのです。

同じ疾病に対する異なる考え方

ほとんどの疾病に関して、その基本的な治療法や考え方は世界中どこでも大差ないと思われているかもしれません。しかし実際は、国ごとに疾病治療への対応は異なります。たとえば、糖尿病の原因に関しては四通りの考え方があり、結果として糖尿病研究と治療の焦点も四つに分かれるということをご存知でしょうか？　以下にその四通りの考え方を挙げてみます。

○英国では、糖尿病の原因は遺伝的なものだとされており、幹細胞研究に莫大な費用を投じています。
○英国以外の西欧諸国では、糖尿病の原因はウイルスだと考えられています。
○イスラエルの科学者は、インスリンを分泌するベータ細胞同士が膵臓内で意思伝達する方法について研究しています。彼らは、このベータ細胞が互いに連絡を取り合う管を形成していることを発見しました。そして、糖尿病患者のベータ細胞はこの連絡交換に忙しく、体が求める本来の機能を果たしていない、と論じています。
○東洋では一説によると、体内にある微量元素の不均衡によって糖尿病が起こるのではないかと考えられています。一種類の微量元素の含有量が増加しすぎると、インスリン分子が六分子ずつに凝集

して、うまく作用しなくなるとされています。［訳注4］

このように、糖尿病の原因にはまったく異なる四つの説があり、ほぼすべての疾病に関して同様のことが言えます。どの説も正解である可能性はあります。しかし、研究費用は各国のその時代の潮流に乗ることになります。つまり、患者にとって医学研究は宝くじのようなものだということです。その宝くじを左右するのは、資金のあるところ、自分たちの研究で何かを証明できるだろうと考えている研究チーム、そしてその研究によって開発される薬です。薬の売上は研究への投資となり、残りが製薬企業の利益となります。はっきり申し上げましょう。誰かが悪巧みをしているとは思いませんが、この万能薬の開発は私たちの理想通りには進んでいないようです。

過去百年のあいだに、人類は月へと人を送りこみ、数々の素晴らしい建築物や工学技術を駆使した傑作を生み出してきました。そして一九五〇年代にはＳＦの世界にしか存在しなかったような技術を操り、さまざまな成果を上げてきました。ｉＰａｄやスマートフォンを見てもわかるように、技術は世界中であらゆるものを変えています。

一方、量子物理学では、私たちが認識している自分は実際の自分ではなく、物質は純粋なエネルギーにすぎないと論じられています。世界中で起きる信じられない現象の一部は、量子力学で説明できます。人間は核兵器を使えば、世界を千回でも破壊できます。電子顕微鏡を使えば、物を百万倍に拡大して見ることもできます。さらには遺伝学によって、人体の生物学的ブループリントを形成する「刷り込み」の多くを特定できるようになりました。

こうした目覚ましい進歩にもかかわらず、医療専門家は依然として疾病の原因に関して何の疑問も抱かず、「原因不明」という結論に甘んじているようです。

健康状態

世界保健機構（ＷＨＯ）によると、がん患者は世界中で六百万人から七百万人におよび、その数は増え続けています［注1］。がんは心疾患、医療介入による死亡に次いで、世界第三位の死亡原因となっています。読み間違いではありません。〝医療介入の失敗〟は世界でも一位か二位の死亡原因となっているのです。その数はあまり言及されずに極秘扱いされているようですが、確かに存在する数字です［注2］。

もちろん、医療行為をしなければ、無意味な死が数多く起こることでしょう。失われる命もあれば救われる命もある。これは矛盾しているように思えますが、発展途上国に現代医学が導入されると、生存率は劇的に上がります。人々の生活も向上し、コレラやマラリア、そのほか天然痘などの病気で死亡することもなくなります。手頃な価格でおこなえる白内障手術や、発展途上国に導入される現代の外科技術などは人々の生活を改善し、命を助けます。薬は過去も現在も多くの問題を解決してきましたし、医療介入もその種類によっては素晴らしい効果をあげ、生命を救うことも間違いのない事実です。

しかし、ここで私が解決したいのは、ストレスと疾病の問題です。膨大な数の研究が示しているように、主要な疾病のほとんどが慢性ストレスとリンクしています［注3］。それにもかかわらず、たいていの場合、そのリンクは心に関する別個の問題として扱われ、体に起こる深刻な疾病や症状の原因とは考えられていません。

ストレスが疾病要因として示唆されているにもかかわらず、なぜ医療専門家は症状をごまかすだけの薬を処方し続け、ストレスの問題に取り組もうとしないのでしょうか。

皮膚疾患——分離不安

オーストラリアに向かうフライトで、私はたまたまジェシカという女性の隣に座ることになりました。肌の疾患を抱えていた彼女は、私に助言を求めてきました。首から胸、腹部全体にトラブルが出はじめて四週間ほど経つそうです。そのような皮膚疾患の原因は別離問題であることが多いのですが、彼女の話によると、婚約者がオーストラリアで事業を始める決意をしたとのことでした。婚約者の話になるとジェシカの顔が赤らみ、目に涙が浮かんできたので、私は「仕事を辞めて、彼と一緒にオーストラリアに引っ越したらどうですか?」と訊いてみました。するとジェシカの顔が再び真っ赤になり、目には涙が浮かんでいました。明らかにストレスを感じているようです。婚約者と離れていることには耐えられるけれども、家族と離ればなれになるのは我慢できない、と彼女は言いました。

ジェシカの担当医は彼女の皮膚疾患の原因を特定できず、トラブルが出はじめた理由も説明できませんでした。しかし原因は明らかだったので、私はジェシカに指摘しました。皮膚疾患は、彼女が別れを感じるのをブロックしていたのです（肌の感覚がなくなると、実際にも別れを肌で感じなくなります。私はこの段階を疾病の「ストレス段階」と呼んでいますが、詳細については第五章を参照ください）。ところが彼女の担当医は、皮膚疾患の原因が別れによるストレスだとは考えず、ステロイド軟膏を処方しました。この塗り薬は、長期にわたって使用すると皮膚が薄くなるという作用があり、症状を悪化させる可能性も高いのです。

この話は、本書でこれから紹介する数多くの事例の序幕にすぎません。しかし、医師が問題の原因を突き止めるのに手こずる理由を多少なりとも物語っています。手こずるのは、医師が問題の原因をいつも推測しているからです。医学的な問題に直面したとき、医師の選択肢は薬物療法か外科手術しかありません。心と体のつながりを指摘し、疾病の原因や今後予測される症状を明らかにすることも滅多にありません。そして彼らが処方する薬は次から次へと副作用を起こし、そのような弊害が起こる理由を尋ねられると、古い科学に基づいて説明します。しかし、それは本来の体の反応ではありません。

ただ薬を押しつけるだけの対応に釈然としない思いを抱えている医師の方々は、自己改革して別のやり方で医師としての道を歩むべきです。別のやり方を選んで成功を収めた人物として心に浮かぶのがこの三人です。『クォンタム・ヒーリング――心身医学の最前線を探る』（春秋社）の著者、ディーパック・チョプラ博士。『女性の体、女性の知恵』（未邦訳）など数多くの著作を持つクリスティン・ノースラップ博士。そして心と体の確実なつながりを唱えた近代的アプローチの先駆者の一人、カール・サイモントン博士。『がんのセルフ・コントロール――サイモントン療法の理論と実際』（創元社）という素晴らしい著作があります。

医師は、昔ながらの慣習にがんじがらめにされているため、問題の原因として考えられるほかの可能性に目を向ける意欲を奪われています。現代の病院においてさえも、医師は自分の専門だけを扱い、他分野の専門家のことはあまり念頭にありません。心理学者が他分野の医師と関わるのはごくまれです。なぜなら、心と病のつながりを認識すべき場所——他でもない病院——でその認識がないからです。

いったいどうして、このつながりが無視されているのでしょうか。

薬物療法はビジネスになる

医師ならば一般人と同じくらい善良だろう、と私たちは思い込んでいますが、相手がたとえば事業経営者やデザイナーだとそのようには考えません。同じように、医師もそれぞれに性格が違います。また従来の医療は効果を裏付ける科学的根拠のない仮説の上に成り立っているので、医師は誘導されやすい立場にあります。ここでビジネスの出番——製薬会社が参入してくるのです。

辛辣な意見に聞こえるかもしれませんが、製薬業界の動機は治療ではなく、お金にあるというのが現状です。私が製薬業界の人間なら、もみ手をして喜んでいることでしょう。自分の仕事は片づいていて、あとは納税者や医療保険会社から何十億ドルも懐に入ってくるのを待つだけなのですから。医療を動かしているのはお金で、あなたもコツを知っていれば笑いが止まらないほど大儲けできるでしょう。

製薬業界、医師、政情の問題は変わりそうにありません。この状況に変化を促すことができるのは、私たちの意識のみです。病を診断されたとき、医師が答えられない質問をするようになれば、彼らも時代遅れの仮説を見直さざるを得なくなります。一般の人々はまだ疑問を発するのを躊躇していますが、いずれは声をあげるようになるでしょう。そして私たちが医師に問いはじめたとき、医療世界のベルリンの壁が崩れ落ちるのです。これまで現状維持を努めてきた医療専門家たちが、唯一残った白衣を抱えて立ちつくし、「しまった! どうやら我々は間違っていたようだ」とつぶやく様子が目に浮かびます。本書の内容を受け入れ、これまでの間違いを認めることは、医療専門家にとって容易なことではありません。しかし、いつまでも自分たちの間違いを否定し続けることはできないでしょう。

さて、ここで医療専門家が答えられない質問を考えてみます。とても単純な質問です。

○この病気の原因は? 知らないのですか?
○体の故障だといいますが、なぜ私の体に故障が?
○なぜいつも病巣を取り除こうとするのですか? なにか理由があって、この症状が起きているとは考えられませんか?
○私が抱えているストレスは、病気の原因ではないのですね。なぜ断言できるのですか? 証明できますか?
○この治療を受けなければ死ぬとどうしてわかるのですか? 根拠は?
○この薬を服用しない人たちの平均余命は?

○病気を治すはずの薬が、病気そのものよりも酷い副作用を起こすのはなぜ？
○過去五十年間で、このような投薬計画はどのくらい効果があったのでしょう？
○心と体は直接つながっていない、となぜわかるのですか？　証明してください！
○どうして医療専門家は特化した考え方しかしないのでしょう？

変化はやってきます。しかしその変化が訪れるのは、医療専門家が体の故障ではないということに気づき、心と体のつながりを認識するからではありません。変化は、政治と経済勢力を通して起こります。何百万という人々が、納得できない答えが返ってくる質問を投げかけることで、物事は変わっていくのです。

心と体のつながり

医療界を批判しているように聞こえるかもしれませんが、そうではありません。医師が素晴らしい業績をあげ、何百万もの生命を救っているのは確かです。しかし、私が問いたいのは、その旧態依然とした思考体系なのです。すべての疾病には共通する要因があると私は信じていて、ＡＣＥに取り組む過程でもそう確信しました。すべての疾病には明確な「原因」があり、それは病に関する最新の研究や見識に裏付けられています。

なにかの誘因があって疾病が生じる、ということはわかっています。しかも、科学の世界では素晴らしいことが実際に起こっています。科学が現代の思考体系に変革を促し、異論を唱えているのです。ところが医学の世界だけは別で、このような変化を認めず、無視することすらあります。たとえば、エピジェネティクスが及ぼしうる影響を考えてみましょう。エピジェネティクスは遺伝子研究から生まれた新しい科学で、疾病がどのように発症するかという問題に関して、近代医学の考え方とはまったく逆の立場をとっています。

イギリスのケンブリッジ・バブラハム研究所のウルフ・レイク教授は、このＤＮＡとエピジェネティクスという得体のしれない世界を何年も研究してきました。彼の発見によると、マウスの胚を操作するだけで、ＤＮＡ配列はまったく変化させずに、遺伝子発現スイッチのオン・オフを誘引できます［注4］。レイク教授の研究［注5］によると、このスイッチは遺伝することがあり、ある出来事が衝撃的な「記憶」として残ると、その記憶が世代を超えて受け継がれることもあります。すなわち、環境面でちょっとした作用が起こると、遺伝子発現スイッチのオン・オフが切り替わることがあり、その変更は代々伝わる可能性があるというのです。

たとえば、飢饉を経験した曽祖父（または曽祖母）は、「食べられるときに目一杯食べよ、そして将来飢えることのないよう食物を蓄えよ」と指令する遺伝子の発現を代々伝えます。ひ孫の代となり、その子が「体に悪いから」という理由で親から食事制限されたとしましょう。するとその子の体内で、受け継がれた遺伝子発現が誘引され、治療が必要になるほどの肥満症を引き起こすことがあるのです。

これが意味するのは、曽祖父母世代が経験したショッキングな出来事が記憶に残り、遺伝子プールを通して巧みにひ孫へと伝わるということです。曽祖父（または曽祖母）の経験と環境的に似ている出来事をひ孫が経験すると、その出来事が同じパターンを引き起こします。つまり、その記憶を保存している特定の遺伝子の発現に変化を起こすというわけです（遺伝子を新しく発生させたり、遺伝子コードを変化させるのではなく、すでに体内に存在しているその特定遺伝子の発現スイッチをオンにします）。レイク教授の研究結果は、遺伝子と環境は互いに無関係ではなく、むしろ絡み合った存在であることを証明しています。環境は遺伝子に影響を与えます。環境は、私たちが病気になる理由と結びついているのです。

エピジェネティクスに関する研究を支持する別の発見もあります。その発見とは、ＤＮＡスイッチのオン・オフを決定するのはＤＮＡそのものではなく、細胞膜だというものです。細胞は環境に応じてその構造や機能を変化させます［注6］。

人間の思考も体に影響を与えます。神経ペプチドに関する研究により、心と体が一体となってつながっていることが証明されました。つまりあなたが何か考えると、それが全神経系に影響を及ぼすということです。この理論はアプライド・キネシオロジーの基礎にもなっています（アプライド・キネシオロジーとは、筋力テストを用いて疾病の原因を探しだす学問の一分野で、ＡＣＥにも用いることができます）。体とその機能に関する私たちの現在の知識は格段に深まっていて、医療界が薬ですべてを治療できると謳っていた一九五〇年代とは比べものにならないほどです。

ではなぜ、医療界の人々はこの心と体のつながりに関する大発見から何も学んでいないのでしょうか。医師たちはまるで砂に顔をうずめて、この五、六十年の間に周囲で起こっていた出来事を無視しているかのようです。

簡単な例を挙げてみましょう。ここに複雑な病状を治すとされる薬があります。その薬は、アイザック・ニュートン（一六四三〜一七二七年）によるニュートン力学を用いて検証された薬です。つまり、そのような薬を今、処方するようなものなのです。一九二〇年代に発見された量子力学に基づいて体が機能するということを、すでに認識している現代においてです。

薬は治療の対象となる器官だけではなく、体のあらゆる部分に影響します。その結果が副作用です。すると、医療界の面々は三五〇年以上前の流儀に基づいた科学（ニュートン力学のことです）を持ち出してきます。量子生物学に関する資料が入手できるというのに、医療従事者はそれに目もくれません。ブルース・リプトン博士はその著書『思考のすごい力―心はいかにして細胞をコントロールするか』（PHP研究所）で、量子科学を医学に適用するという前提で、その論旨を明瞭に展開しています。

医師たちがこのように無関心を装っている例は数えきれません。そのいくつかは後述しますが、もっとも愚かな例の一つは、およそすべての病気、疾病、痛み、疾患の原因は不明である、というものでしょう。本当に、世の中の医師や医学者はほとんどの疾病の原因を知らないのです。医学辞典でもインターネットでもいいので調べてみてください。「この疾病の原因は解明されていない」という説明に行き当たることでしょう。疾病の原因として考えられる要因を示す仮説もありますが、未だにはっきりと実証されてはいません。

医学界で起こっている出来事はすべて古い科学に基づき、疾病にかかった人間の体内で何が起こっているのか当て推量しながら進んでいます。科学が存在しているというのに、しかもその科学はもう何年も前から目の前にあるのに、医療産業界はこの新しい科学を部分的にでも受け入れたり実行したりすることを拒んでいます。一方で、年間五百億ドルとも言われるがん治療ビジネス[注7]は毎年十五%ずつ拡大しています[注8]。アンドリュー・ポラック記者は、二〇〇九年九月号のニューヨーク・タイムズに掲載された記事で次のように述べています。

「事実上ほぼすべての大手製薬会社が、がんの秘密をつかんでいるらしく、少なからぬ数のバイオ企業が同様にがんに関心を向けています。両者を合わせると、何十億ドルもの資金ががん治療薬の開発に注ぎ込まれています」

どうやら医療専門家は、疾病の原因には関心がないようです。なぜ、胸にしこりができるのか。なぜ湿疹がでるのか。なぜ過敏性腸症候群の凄まじい苦しみに苛まれるのか。なぜ嚢胞ができるのか。なぜ慢性的腰痛が起こるのか。このような問題が起こる理由を説明できないため、原因については触れずじまいです。なぜ疾病が発症したのか、なぜ人生のこのタイミングなのか。患者がそう尋ねても、質問は無視されてしまいます。たんに、知らないから答えられないのです。

そこで、今まで誰も医療専門家に問わなかった疑問を投げかけることになります。「そもそも原因がわからない病気をなぜ治せると請け合えるのですか（お医者さんだけが、患者を治せると言い切りますよね）」と。

繰り返すようですが、医療従事者も医師の方々も素晴らしい仕事をしていると思っています。診断にかけては一流です。たとえば手足を骨折したとき、突発事故が発生したとき、駆けつけるべき場所は緊急治療室です。形成外科の技術は見事なもので、多くの薬が命を救っています。

私が変えるべきだと思っているのは、疾病の原因に対する誤った考え方だけなのです。

まだ若かった頃、私はがんの新たな治療法が発表されるたびに、息を飲んで耳をそばだてていました。それから何十年という時が経ちましたが、まだ待ち続けています。いいえ、白状すると、もう諦めました。薬、血清、治療法の発見はもう望めないでしょう。がん治療のために持てる資金は出しつくされましたが、治療法はどこで見つかるのでしょうか。いつになれば、ポケットをまさぐりさまざまながん基金につぎ込んだ人々は、がんを「治す」魔法の薬など開発されないということに気づくのでしょうか。解決策は出ていません。これまでのアプローチでは結果が出ないという覚悟が私にはあります。

前述しましたが、過去五十年間にわたって、さまざまな治療的介入が変わることなく残されてきました。がん研究専門の科学者は、魔法の薬を求めて未だに体を調べ続けていますが、視野を広げて体の外側に目をやることもなく、身辺で何が起こっているのか見ようとしません。医療専門家の態度も相変わらずで、心と体のつながりを認めていないのです。依然として、ＤＮＡをすべての疾病の元凶だと見なしています。

そして一九八〇年代からずっと、生物学上の発見の大半に関心を払わずにきました。しかし、そうした発見の中には、ＤＮＡ発現を制御するのは細胞膜であることを証明しているものもあります。この証明によってわかるのは、環境、つまり細胞の外で起こっている事柄が、細胞内の反応に大きな影響を与えるということです。

DNA自体に処理能力はありません。例えるならば、コンピュータのハードドライブのようなもので、指令があるまでは何もしません。指令は中央処理装置（CPU：コンピュータの主要処理チップ）から伝達されますが、CPUはファイルのアクセスや使用を制御するものです。近代医学においては今もなお、意識（それはコンピュータにおけるCPUのような役割を担っています）は体に指令を送る役割を持たないと考えています。人間の思考は体に影響を及ぼすという否定しがたい証拠があるのに、どうしてでしょうか。残念ながら、いわゆる近代医学は過去の時代に生きていると言わざるを得ません。ACEはこのような旧式の考え方に疑問を投げかけ、答えを示すことができるのです。

ACEによる疾病の捉え方

ACEは医師の診断をもとに、そこからさかのぼって疾病、症状、問題の発端となった原因を見つけ出します。つまり、疾病を引き起こすことになった出来事（引き金）を探ります。

引き金はたいていの場合、環境における劇的な変化です。エネルギーが渦巻く出来事、体が対応する術を知らない出来事が引き金となります。そのような出来事は大きなストレスを生み、DNAを変化させて疾病を引き起こします。例としては、愛する者から引き裂かれるという体験や、中毒症状に見られるような行動の急激な変化などが挙げられます。そのような時に抱く感情は、体に大きな衝撃を与えます。そうした感情に慣れていないので、どう対処していいかわからないからです。

医師が症状に取り組むとき、その目的は疾病を取り除くことにあり、薬、外科手術、加熱処理、冷却処理、そのほかさまざまな療法によって症状をなくそうとします。

疾病や痛み、精神的な問題を生み出したストレスを伴う出来事は、エネルギーを閉じ込めてしまうものです。その閉じ込められたエネルギーを通して患者が学び、そのエネルギーを解放させることが、ACEの考える疾病の治癒です。閉じ込められたエネルギーが解放されると、体が自ら修復しはじめます。これが自然なプロセスなのです。

疾病の原因に関しては、第3章で具体的なエビデンスとともに詳しく述べていますが、ここでは「疾病がストレスに起因する」とだけ申し上げておきましょう。断言できますが、ストレスは過去の出来事を通して引き継がれます。過去の出来事とは、自分の誕生前のことであったり、両親が経験したことであることも珍しくありません。多くの人々が、この事実に納得し、「疾病の原因はストレスだといつも思っていました」と言うことでしょう。まさにこのような理解がきっかけとなって特殊な状況が重なり、私はACEをスタートさせることになったのです。

ACEのはじまり

一九九二年、神経言語プログラミング（NLP）を研究していた頃、私はタイムラインセラピーというタッド・ジェイムズ博士の素晴らしい療法に出会いました。博士によると、体にがんが生じる十二ヶ月から三十六ヶ月前に自分がくだした決断が、がんの原因であるというのです。

ジェイムズ博士は、ドイツの型破りな医師であるゲールト・ハマー博士による文献について話していました。その文献に目を通したところ、疾病にはエネルギー要素があるらしいということに私は気づきました。そして、ショックは脳と器官に現れるということ、現れる部位は発生学に基づいているということを知ったのです（205ページ参照）。この見解で、母の死に関する疑問が部分的に解けました。彼女の死の原因を探求し続けて二十年以上が経ち、やっと納得のいく答えが見えてきたのです。

私はメタ・メディスンのマスタートレーナーになるための訓練を受けながら、疾病のエネルギー要素について研究を続けました。メタ・メディスンとは、ハマー博士の研究に基づく診断方法で、訓練を受けたメタ・メディスンのプラクティショナーはこの診断方法の助けを借りて、疾病の原因となった感情的な出来事を理解します。メタ・メディスンは、ハマー博士の理論を世界中に広めるために確立されたものです。

私はメタ・メディスンの立ち上げに携わり、その後数年間にわたって、この理論を徹底的に掘り下げました。正直に申し上げると、最初は理論ばかりで成果は思わしくないものでした。メタ・メディスンはとても複雑な手法で、うまく活用するには医学訓練が必要だったのです。しかし私はＮＬＰを熟知していたので、その知識を応用してメタ・メディスンを大幅に修正し、プラクティショナーがストレスを伴う出来事を簡単に見つけ出し、クライアントの問題に取り組むことができるようにしました。

この時期にもう一つ私が学んだのは、脳のＣＴスキャン（コンピュータ断層撮影。別称ＣＡＴスキャン）から読み取れる、閉じ込められたエネルギーの刷り込みを解釈する方法です。訓練を受けた者は、脳のＣＴスキャンの情報から、クライアントにその全病歴を教えることができます。
マトリックス・リインプリンティングを紹介してくれたカール・ドーソンとも協力し、キャシーという女性の双極性障害を五十分で解消するという素晴らしい成果を収めたこともあります（このセッションの様子は www.whyamisick.com にてご覧いただけます）。

そんな私の研究に拍車をかけたのは、ソウル・リコネクティング（www.howtotap.com 参照）の創設者カリン・ダビッドソンと、ＮＥＳヘルス［訳注5］の開発者ピーター・フレイザーでした。ピーター・フレイザーは、心と体が閉じ込められたエネルギーをそのシステム内に留めている仕組みについて画期的な発見をしました。ＮＥＳヘルスは、鍼療法とホメオパシーを高度に組み合わせた手法を用いて、ヒューマン・ボディ・フィールド［訳注6］を計測し、体内で起こっていることをエネルギーの側面から解釈します（www.neshealth.com 参照）。

その後数年間かけて、私は自分の理論をメタ・ヒーリング・プロセスへと展開させました。世界中およびインターネット上でトレーニングコースをおこなったところ、参加者が同じような成果をあげはじめたので、これは何か特別な道につながっていると確信しました。

閉経周辺期――初期の成功事例・受精能力

ある教え子から、月経が止まったという相談を受けました。彼女は四十四歳で、なぜ月経閉止がそれほど早く起こったのか理由を知りたいということでした。更年期はショックがきっかけとなって通常より早くはじまることがありますので、お子さんを亡くされたのか訊いてみました。そうではないけれども、ずっと子どもが欲しかったのに、夫に子どもはいらないと言い渡された、というのが彼女の答えでした。

その頃すでにCTスキャンの読み取りを習得していた私は、発生学に基づいて決められた脳と体の特定の部位にエネルギーが閉じ込められるということを理解していました（202～205ページ参照）。そしてNLPの知識により、この閉じ込められたエネルギーがショックと対応していることも認識していました。このエネルギーは、そのショックにまつわる視覚イメージ、音や響き、感覚、嗅覚、味覚を保持しているはずです。また、私は催眠療法のトレーナーでもありましたので、体のどの器官にでも話しかけられるということを知っていました。そこで私は、彼女に自分の卵巣に話しかけるよう求めました。すると驚くべきことが起こりました。卵巣が返答してきたのです。

いつも家族より仕事を優先させる彼女に卵巣は怒っていました。そこで私は、卵巣と相関する脳の部位を探るよう、彼女に求めました。すると今度は、子どもを持てなくて途方に暮れているという情報が流れてきます。次に心臓へ注意を向けてもらうと、一連の問題のきっかけとなったショックが現れてきました。そのショックは、彼女が夫と新しいアパートを探していたときに起こった出来事でした。「将来的に子どもを持つなら、このアパートは狭すぎるわね」と彼女が口にすると、夫から衝撃的な反応が返ってきたのです。彼は激怒して、「君は母親になっても役立たずだろう」と彼女を否定しました。

私たちはそのショックに向き合い、一連の出来事にまつわるエネルギーをすべて解放してから、様子を見ることにしました。三ヶ月後に再会したとき、彼女は嬉しそうに月経が戻ったことを報告してくれました。ほかにも多くの変化がありました。彼女はあの出来事がとてもショックだったと夫に伝えたのです。さいわい夫は献身的に彼女を支え、二人は子作りに励みながら養子縁組も視野に入れるようになりました。あの日、すべてが良い方向に転換したと彼女は言っています。

二〇一一年六月、私はスペインにいるピーター・フレイザーに再び会いに行きました。その数年前から、私はNESのブレイン・インフォスーティカルを使ってショックをより手早く見つけだす技術の開発主要メンバーとして働いていました。ブレイン・インフォスーティカルとは、特有のエネルギーを刷り込んだ特殊な液体レメディで、各胚葉と連絡を取り合うものです。ほかにも「リバレーター」というインフォスーティカルがあり、閉じ込められたエネルギーを解放する手助けとなります。

ピーターは、ヒューマン・ボディ・フィールドに関する自身のエネルギー論とハートムット・ムーラー博士のグローバル・スケーリング研究との統合に取り組んでいました。グローバル・スケーリングとは、あらゆる物のスケール（規模）と振動を数学的に説明する理論で、その対象は、原子が結集して化合物となる仕組みから、人間の器官が体に対して最適なサイズとなっている理由といったことまで幅広く、惑星のサイズまでもが対象になりえます。

私はピーターと協力し、疾病の発生に伴って体内で実際には何が起こっているのか、その全貌を突き止めました。そもそも私たちの目的はそこにはなかったのですが、想像以上にうまくことが運んだのです。最初、私たちはその日の発見を完全には理解していませんでしたが、意義深い発見であることには気づいていました。その性質が、非常に正確なものだったからです。この発見により、疾病の発症後の体の反応、その理由と仕組みの全体像を知ることができました。

二〇一二年八月にオーストラリアを訪れていたときのことです。Zap House[訳注7]のローズ・ヘイマンとシリル・ボークの協力もあり、私はピーターと二人で突き止めたことの本質を理解しました。今考えても素晴らしい発見で、詳細については私の次回作『どうすれば治るのか?』(未邦訳)でお伝えしたいと思っています。

ジグソーパズルの最後のピースを運んできてくれたのは、チャールズ・マシューでした。タッド・ジェイムズ博士とトレーニングをおこなっていた彼は、エネルギーを深いレベルで解放するという非常に興味深いテクニックを教えてくれました。私はそのテクニックを掘り下げ、それまでに築き上げてきた研究成果のすべてに組み込んで、シンプルでありながらも極めて奥深い方法論へと展開させました。その方法論こそがACE——痛みをそのまま学びに変容させるテクニックです。

ACEの機能

NESヘルスのピーター・フレイザーと調査をおこなっていたとき、私たちはある理論を立証しました。引き金となるショッキングな出来事が起こっている間、心臓は脳と胃腸に連絡し、連絡を受けた側はその出来事に対応するのに最適な器官を決定します。どの器官が選ばれるのかは、発生学の理論、つまりヒトの発生を説明する理論に基づいて決まります（発生学とは、卵子から胎児へと発育する仕組みを研究する学問です。205～209ページ参照）。選ばれた器官は、全プロセスの一員として自己変容しながら対応しはじめます。どのように対応するのか、例を見てみましょう。

○消化できないものに対応する胃腸は、過敏性腸症候群（ＩＢＳ）や食物不耐性などを起こすことがあります。
○別れなどの物理的な分離に対応する皮膚は、湿疹などを発症させることがあります。
○問題が生じてあなたを支えきれなくなった筋肉や手足は、腰痛や関節痛などを起こすことがあります。
○幼少期に繰り返し性的虐待を受けてバランスが崩れた脳は、薬物中毒やアルコール中毒などを引き起こすことがあります。

その後、驚くような事象が相次ぎます。まず、選ばれた器官は自己変容して、ショッキングな出来事がもたらした状況が続いている間、その人をサポートします。つまり器官自体が拡張もしくは収縮したり、細胞を増減させたりして、その状況に対応するというわけです。変容の仕方はその器官に与えられた本来の役割によって異なります。変容のプロセスで、私たちはさまざまな症状を経験しますが、まさにこの症状こそが医師が「疾病」として分類するものです。

ＡＣＥでは、心臓、脳、各器官・胃腸のモデルを使って、問題の最初の刷り込みにさかのぼり、エネルギーを閉じ込めることになった理由を明らかにします。すると、体が通常の状態と健康を取り戻し、自然に修復しはじめるのです。消化異常もなくなり、湿疹も消え、筋肉の痛みも快復し、薬に頼ろうとする衝動もおさまります。

見えはじめた答え……

ＡＣＥは治療法ではありません。私はこれまでに疾病を治したことはありません。特定の疾病は、ストレスをともなう特異な出来事が原因となって発症しますが、その出来事が生み出した苦しみを学びへと変容させるのがＡＣＥの手法です。

疾病、精神的問題、痛みとして分類された症状からさかのぼり、当人に簡単な質問をすることで、体内で遺伝子発現スイッチを切り替えるもととなった潜在的な刷り込みを解消します。そして体が自己治癒するよう、健康快復するよう促されるというわけです。

ここで申し上げておきたいのは、ＡＣＥは従来の医療診断に取って代わるものではない、ということです。ＡＣＥでは、補完療法、代替療法、そのほかエネルギー療法の観点も考慮します。程度の差はあれ、どの分野もそれぞれにメリットがあるからです。ＡＣＥは、どのような治療的介入においても、そのあらゆる段階（治療中、またはその前後）で活用できますが、生命を脅かすような緊急事態は別です（そのような場合には、応急処置が必要です）。また、リハビリテーションのほとんどは事故後の対応としておこなうものですが、この場合、医師であればＡＣＥの知識を活かして治療プランを立てることもできます。

　また、疾病のそもそもの原因を確定することも可能です。体に症状が現れている理由（腫瘍の大きさなども含みます）、疾病の発症期間、疾病が慢性化する理由など、ＡＣＥによってさまざまなことが説明できます。ある疾病が遺伝性のものと考えられるのはなぜか。次にどのような症状が起こるのか。患者が疾病のどの段階にあるのか。一つの疾病が発症してから治るまでのサイクルはどのくらいの期間なのか。次の段階では何が起こり、どのような症状が考えられるのか……このような問題に関しても、ＡＣＥを用いて説明が可能です。

　アレルギーや慢性疾患、再発性疾患、水分貯留、てんかん発作、偏頭痛、心停止などもＡＣＥによって説明できます。さらに、私たちの性格や精神性、特定の環境刺激に対する反応、社会的態度が変わる理由なども説明できます。

　それだけではありません。健康を快復する過程では、痛みをともなう症状がよく起こりますが、数多くあるＡＣＥ起源の新技術を用いることによって、そのような症状にあまり苦しむことなく快復する患者の姿が見られるようになりました。ほかにも、患者の性格に魔法のような変化が起こったり（たとえば、臨床的うつ病が数時間で解消することもあります）、捻挫が一日で治ったり、患者当人の目の前で腫れが引いたりします。こうした奇跡のような変化も、すべて科学的に説明できます。

さらに、転移がん（二次がんの発生）が起こる理由もようやく判明しました。病原菌、バクテリア、ウイルス、真菌の役割も明らかになり、こうしたものが人類の生存にかけて何としてでも抹消すべき自然界の悪でもなければ、忌まわしい敵でもないということがはっきりしたのです（224〜226ページ参照）。その上、抑うつ症、過食症、双極性障害、急性不安、そのほかさまざまな神経症や精神病などにも答えが見つかり、エネルギーの側面から解決する方法がわかりました。

ＡＣＥは、疾病を発症させる原因となったエネルギーの刷り込みを解放する現実的な手段であり、結果的に体に自然治癒を促すように導くものです。ＡＣＥは、痛みをそのまま学びに変容させます。体に疾病を引き起こすのは心・体・胃腸・心臓に閉じ込められたエネルギーである、という認識があるからです。エネルギーが閉じ込められている理由を見つけて学びを得ると、そのエネルギーは解放されます。すると体は自然の流れを取り戻し、疾病が自己修正するというわけです。

自分の疾病の理由を知りたいという人々は大勢いるでしょう。みな「なぜ私は病気になったのだろう？」という疑問を持っています。母の死の理由をずっと探求してきた私は今、彼女の乳がんの原因を知っています。乳がんがリンパ腺、肝臓、骨にまで転移した理由も知っています。化学療法や放射線療法、外科手術の効果がなく母が亡くなった理由も、今では理解しています。

乳がんと母の死、子育てできない無力感

――私たちのもとを去ってから三年後、母はがんになりました。子どもの成長を見守ることがで――

きないのだと気づいたとき、その感情的苦痛に耐えられなくなったのです。母は息子たちよりも恋人を選んだ自分の決断を正当化しようとしました。しかし、子育てできない、息子たちと離れて暮らさなければならない、という思いが原因となって、乳がんが発症したのです。

　女性の胸は子育てを象徴しています。三人の息子たちとの別れによる心労がおさまってきた頃、母の左胸に「非浸潤性乳管がん」と呼ばれる腫瘍ができました（非浸潤性乳管がんは、乳管が修復しはじめる過程で増殖することがある乳がんの一種です）。母はがん診断と乳房切除のショックとも戦わなくてはなりませんでした。乳房を切除すると、女性性を失ってしまったような気がするものです。手術、放射線治療、化学療法によって起こった合併症は、母から生きる活力（ミトコンドリア）を奪いました［訳注8］

　母は恋人と暮らすために父のもとを去ったのですが、その恋人には彼女の三人の息子たちを養育する経済力がありませんでした。また､母は車で八～十時間はかかる所へ引っ越したため、私たちと頻繁に会うこともできなくなりました。

　私たちとの別れが原因で乳がんになったこと、そしてその乳がんは防ごうと思えば防げたのだということを理解したとき、私はその思いがけない事実に呆然としました。しかしその真相によって、私は母の悲劇的な死から精神的に解放され、自分の思いに終止符を打つことができたのです。

次章では、疾病が発症する原因についてお話します。原因はウイルス感染でしょうか？　それともD

ＮＡ欠陥？　もしかすると食べたものが細菌汚染されていたのかもしれません。ひょっとすると、ほかに明らかな原因があるのでしょうか。実は、本当は誰もが知っているのに、医師、そして補完療法士や代替療法士さえもが目をそらしているある原因によって、疾病は発症することがあるのかもしれません。

訳注４：インスリン分子は六分子が凝集し、六量体として安定する。ただしヒトインスリンは血中では単量体として存在し、単量体ないしは二量体でないと血管の中に入り込んで細胞に到達できない。インスリンは、細胞内に入って初めて、血糖値を下げるという作用が働く。

訳注５：エネルギーと情報が生物学をコントロールするという一つの原則を基本として、機能的で構造化されたエネルギーシステムと情報フィールドの研究を通して、ウェルネスとアウェアネスをサポートするヘルスケア機関。NES Health Japan の日本語ウェブサイト http://www.neshealth.jp

訳注６：NES Health による研究では、人間を取り囲む「場」には、目に見えない膨大な情報が存在する。この情報（人間のエネルギーの流れ）を、ヒューマン・ボディー・フィールドという多次元的な世界、すべての情報を包括した領域として捉えている。このフィールドは、身体プロセス用の主制御メカニズムとして自己組織化された情報を、累積的にコントロールする巨大な数の磁気ベクトルから形成されている。

訳注７：オーストラリアのヘルスケアクリニック。

訳注８：ミトコンドリアは生命活動に必要なエネルギー源であるＡＴＰを生産するため、「細胞のエネルギー工場」と言われている。

第2章　疾病、痛み、がんは体の故障？　原因はほかにある？

「病を診るときは、まず心を見よ」――道教の教え

クライアントが口を揃えてこう言うのを、何度も聞いてきました。「やっと人生がうまく回りはじめた。すべて順風満帆。そう思ったとたんにがんが発覚して、我慢できないほどの痛みに襲われました。発症する前に、ストレスで追い詰められていた時期がありました。でも、ようやく日常を取り戻して、さぁ、これから！　と思った矢先のことです。まさか病気になるなんて」。

同じような経験をした方もいらっしゃるかもしれません。連日のきつい仕事とストレスに耐えて、やっと息抜きする時間ができます。どこか異国のプールサイドか海岸に横たわって、ゆっくり羽を伸ばそう。そう思っていたのに、リゾート地に着いて何日もしないうちに、インフルエンザにかかったり、胃腸炎に襲われたりします。どうしてでしょうか。

なぜ、体は疾病を招くのでしょう。あれこれ浮かんでくる理由。体に害を及ぼすことをしたのか？もしかすると、神様から突然くだされた罰？　そう言えば十七歳の頃、親に小声で毒づいたことが……三十五歳にもなって、あの時の罪を償うことになった？　いやいや、遺伝子の故障？　進化を遂げすぎた人間は、病に感染しやすくなるのかも。それとも、体が音をあげた？　ストレスだらけの生活に我慢できなくなって、体が戒めに病を招きよせたのだろうか？

ひょっとすると、ほかに理由があるのかもしれません。少し考えてみれば、さんざんストレスにさらされた体が自己治療しようとしているだけ、という可能性も見えてきます。

本当にそうだろうか、と思っている方も、次の事例を読んでいただければ、疾病の最大要因は「ストレス」だということに私が気づいた経緯をおわかりいただけるでしょう。

椎間板ヘルニア――自尊心の欠如

私は当時のビジネスパートナーで、間もなく妻となる予定だったクリスティンと共に、北ウェールズで二日間にわたるＮＬＰビジネスコースを指導していました。トレーニングも順調に進んでいた二日目のこと、私は椅子から立ち上がると、フリップの紙を一枚めくり取って背後の壁に貼りつけました。ほんの少し左側に身を乗り出さなければならず、些細な動作とはいえ、気をつけなければいけませんでした。そのとき、起こったのです。かすかな痛みが腰部の左側を中心に広がりました。苦痛に不安を覚えた私は、即座に腰を下ろしましたが、痛みはひどくなりました。

クリスティンの助けを借りて残りのスケジュールをどうにかやり終えましたが、その間ずっと、そしてその後十八ヶ月にわたって、私は自問することになりました。「なぜ、こんなことになってしまったのだろう?」と。すべてが順調だったのに、いったいどうして腰に痛みが生じたのでしょうか? そのときは、たんなる筋違いでありますようにと思っていました。しかし心配だったのは、その痛みが、十八歳のときにラグビー中のアクシデントで経験した痛みと似ているということでした。そのアクシデントによる痛みは十年間続きましたが、二十八歳の時、NLPトレーニングコース中に完治させていました。

それなのになぜ、またこんなことになったのでしょう。この痛みにはなにか原因があるのでしょうか? また、なぜ腰に? どうしてこのタイミングで? NLPを通して(当時はまだ、ACEにたどり着いていませんでした)、心と体がつながっていることを学んでいた私は、ずっと考えあぐねていたことを覚えています。繰り返し問い続けました。なぜ自分が、なぜこのタイミングで? よりにもよって何もかもが順風満帆だったときに、どうして水をさすような問題が降りかかったのでしょうか。

医師は私の腰痛を遺伝性の強直性脊椎炎だと誤診し、侵襲的治療と調合薬の服用を勧めてきましたが、今から思えば幸運なことに、私はその治療法を断りました。そのようなわけで、私はその後十八ヶ月以上にわたって問い続けることになります。「なぜ私は、痛みに苦しんでいるのだろう?」と。

トップレベルの整形外科医やカイロプラクター、そのほか代替医療や補完医療の専門家にも相談しましたが、腰の痛みの原因が何なのか誰も教えてくれませんでした。正直、もうその頃には原因などどうでもよくなっていました。痛みが消えますように。再び歩けるようになりたい。ひたすらそう願っていました。

そして、とうとう脳のCTスキャンを撮ることにしました。担当医は、脳の特定の部位に認められる固有のトラウマと、その特定の部位と相関する胚葉由来の器官を識別する訓練を受けていました（私も後に、同じ訓練を受けることになります）。担当医が識別したトラウマは、その数年前に起こった、私の自尊心に深刻な影響を及ぼしたある出来事を示していました。私の腰の痛みは、過去に自分自身と自分の信念を擁護することができなかった挫折感に起因していたのです。

この頼もしい診断を得て、何もかもが腑に落ちました。実はクリスティンとトレーニング会社を設立する前、私は当時のビジネスパートナーから精神的な打撃を受けたことがありました。一緒に指導していたNLPトレーニングコースの最中に、彼から自尊心を激しく傷つけられたのです。NLPトレーニングには心血を注いでいましたし、それは私の生きがいだったので、ショックでした。結果的に、彼とパートナーであり続けることはできないと判断し、新しいビジネスを始めることにしました。しかし、そのときのショックはストレスと眠れない夜といった形で何ヶ月も尾を引き、やがて椎間板の悪化からヘルニアへと続いたのです。

その時期、私はもっと柔軟にストレスと向き合う必要がありました。腰の椎間板は文字通り、私に教えようとしていたのです。この問題から学んで、自分自身を支える別の方法を見つけなさい、そして他人が自分を踏みつけるのを許してはいけない、と。

そのビジネスパートナーとの間に起こった問題を解決し、自分でビジネスを立ち上げたところに、ヘルニアが発症したのです。痛みはまるで拷問かと思うほどで、うめき声を上げずに十メートル歩くことすらできませんでした。しかし、この苦痛は病気の始まりではなく、体が通過する緻密な治癒過程の後期段階だったのです。この話については次章で述べましょう。

腰に生じた問題は、私に自分自身のことも教えてくれました。その時から、私の人生に向き合う姿勢は劇的に改善し、現在は自分に運命づけられた生き方をしています。腰の問題のせいで、それまでに人生で築き上げてきたすべてを危うく失うところでした。今ではもう痛みもなく、ジョギングもできますし、まったく普通の生活を送っています。MRIスキャンも撮りましたが、もう軟骨の神経圧迫も見られませんでした。

前章でも述べましたが、医療科学の世界では一般的な疾病の多くが「原因不明」とされ、体が思いがけず故障したのだと信じられています。しかし、もし医療科学が間違っていて、その「故障」説のおかげで、救われる命よりも奪われる命のほうが多いのだとしたら……？

なぜそう考えるのかを、医学的に考察していきます。まずは遺伝学の観点から見ていきましょう。

疾病の原因は遺伝子？　すべての疾病は遺伝する？

遺伝子研究は、私たちが期待していたほどには、すべてを解明するには至っていません。一例を挙げてみましょう。

乳がんの原因となる遺伝子が同定されました。発見した研究所が有頂天になったのは言うまでもありません。乳がんを「治療する」療法を開発すべく、ＢＲＣＡ１遺伝子とＢＲＣＡ２遺伝子（BReast CAncer）の特許を取得しました。しかし、これらの欠陥遺伝子、つまり二百種ある突然変異のうちの一つを持つ乳がんの女性は、乳がん全体のわずか五パーセントです［注1］。残念なことに、数ある明るい見通しの例にもれず、遺伝子研究もその答えを見つけ出せないでいるようです［注2］。

真実は、遺伝子の発現は環境に左右されるという説にあるようです。有名な細胞生物学者であり文筆家でもあるブルース・リプトンの研究によると、ヒト細胞にいくつかの実験をおこなったところ、健全な環境で細胞培養を試みた場合には順調な増殖が見られました。反対に、最適とは言えない環境に細胞をおいたところ、増殖が停止して病の兆候が見られました。つまり「研究対象にしていた細胞は、環境に応じてその構造や機能を変化させる」という結果が出たのです［注3］。

このような現象がこれまで認識されてこなかったのは、細胞生物学者の多くが、組織培養における環境を考慮に入れてこなかったからです［注4］。一九五九年にＤＮＡの遺伝子コードが発見されて以来、私たちの体、ひいては細胞に環境が及ぼす影響は無視されてきたようです。あのチャールズ・ダーウィンでさえ、環境と食物・気候・社会的交流・場所が個々に与える直接的影響を視野に入れず、自然選択説から切り離してきたことを悔いています。ドイツの探検家、モーリッツ・ワーグナー［注5］に宛てた手紙で、ダーウィンは次のように書いています。

「思うに、私が犯した最大のミスは、食物や気候などといった環境が直接与える作用を軽視し、自然選択説とは無関係なものとしてきたことだった」

では、環境が疾病の原因になると言えるでしょうか。そう、病は環境に起因します。諸説ありますが、どれもこの見解が真実であることを示していて、それを立証する証拠もふんだんにあります［注6―21］。もちろん、この見解を確実に裏付けるためのさらなる研究は必要でしょう。しかし、この見解がほぼ確証を得ているものだとすれば、従来の医療専門家（あなたの担当医も含め）や熟練の補完・代替医療のプラクティショナーは、なぜ未だに体が故障したなどと信じているのでしょうか。すべて遺伝子のせいなどとは言えません。まったく混乱させられます。

確かに、遺伝上の理由で発症する疾病もいくつかあります。嚢胞性線維症、ハンチントン病、サラセミアなどがそうで、これらは遺伝性疾患とされています。しかし、単一遺伝子病が発症する割合は人口の二パーセント以下です。それまで完全に健康体だった人が、年月を経て突然こうした病に襲われるのはなぜなのでしょう。欠陥遺伝子を持ちながら発症しない人もいるのに、なぜ特定の人が疾病にかかるのでしょうか。

謎はほかにもあります。心疾患、がん、糖尿病などが発症するのは、複数の遺伝子と環境要因とが複雑な相互作用を起こした結果だと言われています。これが、西洋文明における三大死因の背景にある最新の解釈です。

さて、ここに奇妙な事実があります。心血管疾患患者やがん患者のうち、その疾病が遺伝に起因するとされるのは全体のわずか五パーセントです［注22］。とすると、このエビデンスは遺伝性の疾病に関する限り、「病は体の故障である」と主張する医療専門家たちにとって都合の悪いものとなります。

単一の遺伝子が形質を発現させる、もしくは疾病の原因となる、などと考える科学者はめったにいません。では何が遺伝子スイッチを切り替えているのでしょうか。遺伝子は体をコントロールするのでしょうか。それとも、ナイハウトの論文『発生における遺伝子の隠喩と役割』で指摘されているように、この「遺伝子によるコントロール」説は、事実ではなく仮説にすぎないのでしょうか。［注23］

環境要因

実のところ、遺伝子が体をコントロールすると証明している科学的事実は一つもありません。遺伝子が問題ではないのなら、原因は環境にあるのでしょうか。

ここで、疑問が生じます。環境が変わると細胞も変化するのでしょうか。遺伝子発現スイッチのオン・オフは環境条件によって決定するのでしょうか。体が故障を起こしたわけではないと、科学は明確に証明しています。しかし、今日おこなわれているおよそすべての医学研究は、依然として、体が過ちを犯した（もしくは犯している）という考え方に集中しています。たとえば、ほとんどのがん研究は、未だに体内の欠陥要素・遺伝子を探し続け、化学療法でがん細胞を破壊することによる効果を追究しています[注24]。

乳がんにしても他のいかなる種類のがんにしても、その急な増殖は「欠陥」遺伝子とは関係ありません。乳がんにおける「問題」遺伝子は、異常化した増殖因子の機能と関連していると説明されますが、今のところ、この機能不全の原因を解明した研究はありません。通常、遺伝子は「染色体数」と「染色体腕」に基づいて同定されます[注25]。しかし、この乳がん欠陥遺伝子と呼ばれる遺伝子は通常の方法で同定されていない理論上の存在でしかありません。塩基置換とアミノ酸置換によって同定されたがん遺伝子など、現実にはないのです[注26]。

疾病に関するすべての研究は、病気そのものから始まって、「体を元の健康状態に戻すにはどうすればいいのか」という問題に立ち返っているようです。しかし、体はすでにどうすべきか知っているとは考えられないでしょうか。個人的には、体は知っていると考えます。一緒にトレーニングをおこなった科学者のL・ハシェムザデ・ボネ博士も同意見です。科学者は医学の二十年ほど先を進んでいて、体が環境に反応することを認識していますが、医学研究者はそうした科学者の意見に耳を貸しません。

今、もっとも注目されている分野の一つである「エピジェネティクス」（156ページ参照）を見ても、科学が医療の先を行っていることがわかります。エピジェネティクスとは、環境における明らかな変化が遺伝子発現スイッチを切り替える仕組みを研究するものです。ブルース・リプトン博士は、前述の『思考のすごい力―心はいかにして細胞をコントロールするか』で、ある研究について述べています。その研究によると、多くのがん患者の悪性腫瘍は、環境によって引き起こされたエピジェネティックな変化〔訳注9〕が原因であり、欠陥遺伝子に起因するものではありません〔注27〕。簡単に言うと、遺伝子が疾病を発症させるのではありません。遺伝子は環境の変化によって発現するのです。

最近になって、乳がんに関係する遺伝子は三十種以上あるという説が定着しました。ということはつまり、「がんの原因となる唯一の遺伝子」だと考えて特定の遺伝子の特許を取得した企業は、思惑通りの儲けが手に入らないということになります。「ヒトゲノム計画」によってヒトの全遺伝子を解析できましたが、私たちが渇望していた勝利は収められていません。科学とはそういうものです——新しい発見に沸き立つやいなや、真理はその逆なり、ということがよくあります。ニュートン力学とアインシュタインの相対性理論を見てもわかります。今日の私たちが持つ地球に関する認識を科学が変えた一例です。

医学が人間にもたらしたものを調べ、もう一度、熟考することが大切です。根本的な問題に立ち返り、医師の意見が絶対に正しいという思い込みを捨てなければなりません。ACEを通して、私たちは医師の診断の伝え方によって患者が亡くなる可能性もあることを確信しました。医師の責任ではありません。医師も人として患者の健康を願っていますが、患者の体は医師の発言内容とその声の調子に反応します。

想像してみてください。末期がんを告げられたばかりの患者がどのように反応するのかを。そのような診断が下されると、患者本人、家族、そして仕事や生活にも大きなストレスが生じます。すべてが変わってしまいます。周囲の状況や人生観、他者に対する見方など、細胞を取り巻く環境すら変わってしまい、その結果、多数の遺伝子が発現スイッチを切り替えたり、さらなる疾病が発症することもあります。これが転移がんの本当の原因かもしれません。

医師の信念と疾病

医師の言葉には多大な影響力があります。たとえ医師の発言と同じ内容でも、一般人が予後診断をしたところで同じ影響力はありません。私たちはずっと「医師が一番よく知っている」という思い込みを受け継いできました。しかし、時代の流れは変わりつつあります。医師の信念を立証する証拠が時代遅れになっているからではないでしょうか。多くの医師がこの潮流に気づいていて、疾病に対するアプローチの変化について大々的に論じています。

一九八六年、アメリカの医師、バーニー・シーゲル博士が革新的な著書を発表しました。『奇跡的治癒とはなにか—外科医が学んだ生還者たちの難病克服の秘訣』(日本教文社)は、病気の受け止め方と治癒のあいだには直接的なつながりがあることを示唆しています[注28]。博士は芸術療法を使って、患者が治癒していく様子を観察し解説しています。

この方法は現在でもイギリスのペニー・ブローン・キャンサー・ケア(旧名ブリストル・キャンサー・ヘルプ・ケア)などで用いられ、大きな効果を生んでいます。さらにシーゲル博士は、従来の医療に大きな問題があることを認めています。その問題とは、診断を受けた患者に生じる感情的なトラウマです。

「残念なことに、医師は患者とのコミュニケーションの方法を教わりませんので、医師の言葉、そして患者が読むようにと渡される言葉はネガティブな作用を及ぼしてしまいます。権威者から発せられる言葉は、まるで催眠術のような影響力があります。医師は悪い方、悪い方へと話を進め、良い方に向かう可能性については口にしません。言葉は剣よりも強し、です。そう、言葉はまるで手術用メスのように患者を殺すことも治すこともできる剣になるのです」[注29]

問題は、シーゲル博士のように忌憚のない意見を述べる医師は追放されやすいということです。医療界は、彼のような医師をその地位から追いやり、通常の制度下では診療できないように仕向けます。結果、多くの医師は現状維持に努め、稼ぐだけ稼いで口をつぐんでしまいます。

お察しの通り、多くの国々において、医療界は変わりたくても変われない状態にあります。てこでも動かない制度下で身動きが取れないでいるのです。しかし、一般の人々は現状に気づきはじめています。医療に代わるものを探し、医師の話を鵜呑みにするまいとしています。その理由は、私たちの多くが認識しているある存在を、医療専門家が認めていないからです。ある存在とは「心と体のつながり」です。

さらに言うと、医師はまだあの厄介な問題――「なにが疾病の原因なのか?」という問いに答えられずにいます。プラシーボ(偽薬)がどのように作用するかということすら理解していません。それでも、その影響力には確実に気づいています。甘いだけのプラシーボで得られる心の力が、臨床試験で用いる薬と同じくらい効果を及ぼすという事実に、製薬会社は困惑するばかりです[注30―31]。プラシーボ効果は薬物治療だけではなく、外科手術などでも確認できます。膝の手術におけるプラシーボ効果について、ある研究がおこなわれました。三つのグループを対象におこなった調査で、一つのグループには膝の切開だけをおこない、手術は施しませんでした。そのグループの患者は、手術を受けた残り二つのグループの患者と同じように快復しました［注32］。

疾病における真菌・バクテリア・ウイルスの役割

しかし、次のような疑問を持たれる方もいらっしゃるでしょう。「でも疾病は真菌、バクテリア、ウイルスが原因でしょう?」と。ここに興味深い事実があります。ウイルスは症状（たとえば鼻風邪など）が現れる前から血中に存在していて、増殖しながらも不活性状態にあるということをご存知でしょうか。バクテリアは、感染が発症する前から血中で増殖しています。同じく真菌も、真菌感染の発症前から増殖しつつ、不活性状態で出番を待っています。その詳細は第9章で述べています（229ページ参照）。

もし本当に疾病が真菌、バクテリア、ウイルスによるものなら、なぜ人はラクトバチルス・カゼイ・シロタ株（乳酸菌の一種）などを成分とするプロバイオティクス製品を買いに走るのでしょうか。なぜ善玉菌などと呼ばれるバクテリアが存在するのでしょうか。バクテリアは、撲滅すべきものだったはずです。なんといっても、疾病の原因になると言われているのですから。

たとえば、バクテリアが原因で食中毒を起こすといいますが、本当にそうなのでしょうか。本当なら、同じ食事をとった全員が食中毒になるはずです。インフルエンザが流行っていても、罹患しない人がいるのはなぜでしょうか。同じジムやプールに通っていても、水虫（皮膚真菌症）になる人とならない人がいるのはどうしてでしょうか。

この極めて有害とされる真菌、バクテリア、ウイルスが本当に疾病の原因ならば、私たちはもうとっくに死んでいるはずです。なぜなら、バイ菌はいたるところに散らばっているからです。「でも病原菌に対する免疫があるから大丈夫」「抗体があるから平気」などという意見があるかもしれません。しかし、十分な運動をし、タバコも吸わず規則正しい食生活を心がけている健康な人が、バイ菌を感知したとたんに具合が悪くなったという例をたくさん見てきました。タバコを吸い、食生活も不規則で運動もしないのに、感染する気配すらない人もたくさんいます。いったい、どういうことなのでしょうか。

これまでに、絶好調な人々に数多く出会ってきました。本人も調子が良いのを自覚していて、外見も健康そうで、運動もするし人生に向き合う姿勢もポジティブで正しい食生活をしている人たちです。しかし、そんな人でもがんを発症することがあります。そして、「恐らくウイルスのせいでしょう」などと告げられるのです。子宮頸がんなどがその一例で、ヒトパピローマウイルス（ＨＰＶ）が原因と考えられています。いったいなぜでしょうか。免疫の問題なのでしょうか。ちがいます。ＡＣＥの観点からいうと、そうではありません。

ひょっとすると、ウイルス、バクテリア、真菌は有害なのではなく、ヒトの体と協力して生体恒常性を保つために掃除や消化の役割を担っているのかもしれません。もしかすると、人がストレスを感じた後に、体のために働いているのかもしれません。

さらに、天然痘やＨＩＶなどのウイルスと呼ばれるものは実在しないとする証拠もあります。まだエイズウイルスなどというものは発見されていません。ウイルスを確認するには、非常に高性能な顕微鏡が必要です。そしてそのような技術がやっと可能になったのは一九九〇年代も半ばになってからです。それでは、どのようにして特定のヒトウイルスの存在を知るようになったのでしょうか。

さらに疑問があります。いわゆるヒトウイルスが発見され、ワクチン開発のためにこうしてウイルスを分離できたという話が真実なら、なぜ世界中の医科大学はそのようなウイルスの存在を証明しないのでしょうか。画像を提示するなり、細胞から完全に取り出してウイルス構造を分析するなどして証明できるはずです。ドイツの偉大なウイルス学者、ステファン・ランカ博士は、海藻のウイルスを分離させることに初めて成功し、さまざまな病原体を研究しはじめましたが、結局すべてが捏造されたものだということに気づきました。ランカ博士はあらゆる一流医科大学に手紙を書き、予防接種の基礎データとなるウイルスが実在するのか証明して欲しいと求めました。しかし今日に至るまで、どの大学もこれらのウイルスの存在を証明できていないのです[注33]。

この説に関しては第9章で詳しく述べますが、真菌、バクテリア、ウイルスを疾病の原因だとする理論は、これまで私たちが受け入れてきた諸説と同様に疑わしいもののようです。私たちは医療界や製薬業界の言い分を鵜呑みにしてきましたが、どうやらそれ以上のことが体内では起こっているようです。

放射線、毒物、毒素と疾病

放射線に殺傷能力があることは知られています。一九八六年に起こったチェルノブイリの事故では、原子炉が誤作動して周囲六百四十マイルが立入禁止区域となりました。研究報告によると、爆発地点の近くに住んでいた動物たち（その多くは鳥類）は、現場に近い種ほど突然変異の発生率が高く、出産率が低下したとのことです。現場から遠く離れていた動物たちには、あまり影響はありませんでした。上空から各国に注がれた背景放射線の被害者は、報告によってその数が異なりますが、世界中で四千人から三万人と考えられています［注34］。その数値や観測結果から考えて、背景放射線がすべての疾病の原因ではないといって問題なさそうです。しかしながら、がん治療に用いるような大量の放射線は、深刻なダメージだけでなく、がんを発症させることすらあります。一方、健康な人間であれば、日常生活を送る中で受ける背景放射線量では疾病の原因とはなりません。

では、毒物はどうでしょうか。毒物で死ぬことは確かにありますが、特定の毒物を一定の量、投与しないかぎり死亡原因とはなりません。世界大戦で使われたマスタードガスという神経ガスがありますが、このマスタードガス由来の化学療法剤をがん患者には投与しています。これほど細胞毒性が高い（つまり細胞に対して有毒の）化学物質を用いても、体は高レベルの毒物に対応できるのです。

いかなる毒素でも、大量に投じると人は死にます。毒素だけではありません。どのような物質でも、不適切なところに大量に投じれば死の危険性があります。水でさえ大量に飲むと死にます。静脈に空気を注射すれば死にます。タバコを吸う人もいれば、有害な環境に暮らす人もいますが、同じ状況でなんの副作用もない人もいれば、致死的な疾患にかかる人もいます。

ということはつまり、体は多量の毒素にも対応できるということでしょう。医師はがんを「治す」ために毒素や放射線を用います。毒素は疾病の原因になるでしょうか。大丈夫、毒では死にません。もちろん、大量の放射線を浴びると死ぬことはあります。しかし、毒素があらゆる疾病の原因だとは言えないのです。

ほかに考えられる疾病の原因は？

残ったのは環境によるストレスです。「環境」によるストレスとはつまり、周囲で起こる特異な状況に自分がどう反応するかということです。人間関係もあるでしょう。事情が変わったり、困難な状況に直面することもあります。そうしたときに、人は対処できないほどの急激なストレスまたは長引くストレスに襲われることがあります。

次章では、疾病の謎について考えてみます。疾病、苦痛、疾患はなにが原因で起こるのでしょうか。そしてその原因は、どのように証明できるのでしょうか。

訳注9：ＤＮＡの塩基配列を変更せずに生じた変化。

第3章　疾病の原因

「すべての人の健康や病気は、本人が創りだしたものである」
——釈迦

疾病に関していろいろと見てきましたが、とりわけ気になるのは、近代医学が全疾病のうち九十九パーセントは原因不明と考えているという事実です。原因がわからない疾病をどのようにして治療するというのでしょうか。

確かに、医師は症状を診断することに長けています。そして緊急医療にかけては一流です。しかし、医師は疾病の原因を知りません。知らないだけならともかく、原因がわからないまま、例の「体が故障した」という信念を貫いていれば、その治療法にまで影響が生じてしまいます。次のイザベルの事例が、そのことを物語っています。

頭部腫瘍――全貌を知ることの重要性

八歳のイザベルは活発な明るい子どもで、とくに変わったところは見られませんでした。頭部にあるこぶし大の腫瘍を除いては。イザベルの母親と養父が娘を専門医に診せたところ、脳のCTスキャンでは腫瘍の骨との接触部位は見つからず、浸潤性腫瘍でもないことがわかりました。ところが、専門医は腫瘍の原因については説明できず、早急に腫瘍を摘出しなければ命にかかわると断言しました。

手術を終えたイザベルは順調に快復し、腫瘍の再増殖も見られませんでした。しかし一ヶ月後、PET検査（陽電子放射断層撮影）で食道に小さな影が見つかり、専門医には二次性腫瘍だと診断されました。疑問に思ったイザベルの両親は、手術時に喉へ挿管した際、食道に傷がついたのではないかと訊ねました。手術後、喉の下のほうが痛いとイザベルがずっと訴えていたからです。セカンドオピニオン、サードオピニオンを求めたところ専門医とは反対の意見でしたが、専門医はそれ以上の検査をしようとせず、九ヶ月にわたる化学療法が必要だと主張しました。

化学療法を受けているあいだ、イザベルの体調は悪化しましたが、やがて少しずつ快方に向かいました。ところが数ヶ月後、食道の影にまったく変化がないことがスキャンでわかりました。またもや化学療法をおこなうことになり、イザベルの症状も再び悪化しました。さらに数ヶ月後、スキャンで確認したところ、同じ場所に同じ影がありました。何の効果もなかったのです。そこで試験開胸してみると、最初の腫瘍摘出手術で喉に挿管した際、瘢痕（傷跡）を残していたことが判明しました。

イザベルの母親と養父が私に連絡を取ってきたのは、この時期です。私はイザベルの経歴に目を通し、最初のショックを起こした葛藤を見つけました。イザベルは過去に繰り返し自分の頭を打ちつけることがありました。結果、骨膜と呼ばれる骨を覆う被膜が破れて、骨が肥厚していたのです。イザベルが何度も頭を打ちつけるのに並行して、骨の再生と骨膜の破損が重なり、それが腫瘍の増殖につながりました。イザベルのこの行動には原因がありました。実父（その頃には母親と離婚して家を出ていました）から繰り返し「バカな子だ」と言われていたのです。その言葉に反応するかのように、イザベルは何か失敗する度に自分自身の頭を激しく打ちつけるようになりました。

別の医師にもCTスキャンを確認してもらいました。イザベルの経歴を聞かされる前にCTスキャンを確認したその医師は、最初の手術後に経過を見守っていれば、頭部腫瘍が再増殖する可能性はなかっただろうと診断しました。また、転移も認められなかったので、手術後に余計なことをしなければ、長い目で見れば完全快復が見込めたとのことでした。その医師は化学療法のことを聞くと震え上がり、そのような治療はまったくもって不要だと言いました。従来の医療においても、とくにPETスキャンで食道の影が見つかったぐらいで化学療法をおこなうことはないということです。「なぜ」食道に黒い影が見つかったのか、少し時間をかけて調べてもらえていれば、イザベルは何ヶ月も化学療法を受ける必要などなかったのです。

専門医の誤診が、イザベルの今後の成長と健康にどのような結果を招くのか予見することはできません。化学療法ががんや不妊の原因になることは知られていますが、今後イザベルがどうなるのかは、時間を経なければわかりません。

幸いなことに、若い彼女には快復力があります。それに家族は献身的にイザベルを支えていました。化学療法を終えるたびに解毒プログラムをおこない、加えてホメオパシーや食餌療法、感情面でのサポート、EFTなどを通して彼女を支えていたのです。三年後の現在、陽気な子どもに戻ったイザベルは、感情的・身体的トラウマを乗り越えて元気に成長しています。


これまでに、同じような問題を抱えた方にたくさん出会い、私自身も同様の経験をしてきました。あなた自身を含め、同じような経験をした方が身近にいらっしゃるのではないでしょうか。起こっている問題や症状の原因がわからなければ、問題を解決することはできません。

薬はどのようにして胃腸風邪を治すのか、医師に訊ねたことがあります。返答はこうでした。「薬が治すのではなくて、体が自然に治癒するのです。薬は服用者をただ包囲するというのでしょうか、たいていの場合、薬が症状をごまかしている間に体が自然治癒するのです」。

では、疾病が発生する原因を知らずして医師はどのように治療するのでしょうか。この疑問を解消するために、まず医療のはじまりについておさらいしてみましょう。

二百年以上前のことです。医師が医業を営みはじめた頃、彼らは詐欺師の部類だと思われていました。世間は医師よりも宗教を信頼していたのです。当時、医師は英国理髪師・外科医師会に属していましたが、一七四五年に脱会します。収入が上がり、尊敬を集めはじめたからです。近代医学によって人々の健康状態がようやく改善しはじめたのは、パスツールの「病原体」理論（「細菌」説）が登場した十九世紀後半のことです。この頃、医師は細菌が疾病や死を招くのだと考えるようになっていました。

確かに、細菌は死と関係しています。清潔な環境であれば、ひどい感染症によって亡くなるケースは減るでしょう。しかし、細菌はもとから私たちの体に存在していて、人間は細菌と共生しています。そして細菌は、特定のタイミングでなにか理由があるときだけ活性化するのです。どうしてでしょうか。

十九世紀後半から、現状はあまり変わっていません。「疾病は細菌のせいである」という学説は、医療界が治療に取り組む際の大前提となっていますが、その大前提は、CT（コンピュータ断層撮影法：一九七三年に導入）や超音波検査（一九七九年に導入）、MRI（磁気共鳴映像法：一九七七年に導入）などの新しい診断用機器が導入されてからも変わっていません。診断は依然として、場当たり的におこなわれているのです。

心疾患と誤診

ロバートの父親は不調を訴えていましたが、医師はみな原因がわかりませんでした。そして事態は深刻化し、父親は心停止を起こしてしまいます。ロバートがCPR（心肺機能蘇生）を施したあとに、救急車が到着して父親を病院へ搬送しました。病院で下された診断は冠動脈性心疾患でした。父親は混合薬を投薬され、手術を受けることになりました。

ロバートは医師ではありませんでしたが、医学知識が豊富で、父親の在宅看護をしていたため、その症状が冠動脈性心疾患という病院の診断と一致していないことに気づきました。父親の症状から、心筋の疾患ではないかと考えたのです。ところが病院はその意見を退けました。父親は心停止を起こしてから一ヶ月後、父親は亡くなりました。悲しみに打ちひしがれたロバートは、同時に怒りも感じていました。解剖の結果、死亡原因は心疾患ではなく肺炎であることが判明したからです。父親は入院中に誤診されていたのでした。

ロバートの父親の死やイザベルの体験はまれな事例だと思われるかもしれませんが、二〇〇四年にブルームバーグに寄せられた「医療による死亡」というアメリカ栄養研究所による報告を読むと驚かれることでしょう。報告によると、アメリカにおける死亡原因の第一位は医療システムそのものだというのです。「医療専門家による評価専門誌や政府の保健統計を丹念に検証した結果、米国の医療は治療よりも被害を引き起こすことが多いということが判明した」と述べています〔注1〕。

エドワード・ジェンナーが初めてワクチンを開発し、ルイ・パスツールが病原体理論を発表して以来、近代医学は疾病の原因に関してその態度を変えずにいます。つまり、ほとんどの疾病の原因は不明であるという考えを崩していないのです。そして人間の体に悪影響を及ぼすとされるバクテリアは、わずか百種類しか確認されていません（232ページ参照）。

たとえば心血管疾患を考えてみましょう。医療専門家はその原因を知らないのに、以下を危険因子として挙げています。高血圧、高コレステロール、糖尿病、肥満、喫煙、ストレス、アルコール、加齢。

このような危険因子を持っていると、心血管疾患を発症することが多いそうです。

確かに、このような危険因子を持つ人は何らかの心疾患を患う可能性が高くなると思います。しかし、なにが心血管疾患の原因なのでしょうか。一つ以上の危険因子を持っていても心疾患を発症しない人もいれば、一つも危険因子を持っていないのに発症する人もいます。どうしてでしょうか。なにが心疾患を引き起こすのでしょうか。医療専門家は、これについて説明できません。

次はがんについて考えてみます。がんの原因はなんでしょうか。欠陥遺伝子？　ウイルス？　バクテリア？　高齢？　免疫システム？　食習慣？　発がん性物質？　環境？　これについても、医療専門家は説明できません。

がんの原因となる要素・因子を疫学者がリストにまとめてくれていますが、リストを見ていると、自分が生きていられるのが不思議に思えてきます。リストの一部を挙げてみましょう。

アルコール。大気汚染。人工甘味料。離乳食。焼肉。ペットボトル入り飲料水。ワラビ。パン。乳房。バス停。不特定多数の相手との性的関係。排気ガス。セロリ。携帯電話。焦げた食べ物。チューイングガム。中華料理。ポテトチップス。塩素処理飲料水。コレステロール。低コレステロール。クロム。コールタール。コーヒー。コークス炉。クラッカー。コレオソート。乳製品。デオドラント。落ち込み。ディーゼル排気。ダイエット炭酸飲料。エストロゲン。脂肪。フッ素添加。飛行。ホルムアルデヒド。フライドポテト。果物。ガソリン。遺伝子。ジンジャーブレッド。地球温暖化。グラナイト。グリルした肉。毛染め。ハンバーガー。骨量の増加。過酸化水素。香料。不妊。宝石類。キス。運動不足。通じ薬。鉛。左利き。低繊維食品。磁場。マリファナ。電子レンジ。牛乳に含まれるホルモン。ミックス香辛料。夜間照明。夜勤。人工乳。非双子出産。原子力発電所。肥満。オレストラ。オリーブ油。オレンジジュース。オイスターソース。オゾン。オゾン層破壊。間接喫煙。ポリ塩化ビフェニル。ピーナッツ。殺虫剤。愛玩鳥。ビニールの点滴袋。送電線。プロテイン。ポリ塩化ビニール。ラジオ塔。鉄道の枕木。赤身肉。サッカリン。塩分。半導体工場。甲殻類。シックハウス症候群。醤油。ストレス。スチレン。硫酸。サンベッド。太陽光。日焼け止め。タルク粉。テストステロン。きついブラジャー。トースト。トースター。タバコ。歯の詰め物。歯磨き粉（フッ素入り歯磨き粉、歯の漂白）。鉄道の駅。脇毛の剃毛。排気管のないストーブ。紫外線。野菜。ビニール製のおもちゃ。ビタミン。壁紙。溶接煙。井戸水。体重増加。冬。木材粉塵。労働。レントゲン［注2］。

リストから化学物質を除いたとしても、なかなか胡散臭いものが並んでいます。

医療専門家ががんや心疾患（死亡原因の上位二位です）の原因を知らないということはすでに述べましたが、以下に挙げる一般的な疾病の原因も同様に不明とされています。

○多発性硬化症（ＭＳ）
○湿疹
○過敏性腸症候群
○にきび
○抑うつ症
○卵巣嚢胞

○前立腺がん
○二型糖尿病

しかし、主要な疾病のほぼすべてが慢性ストレスと関係していることを、私たちは知っています。二〇〇四年に発表されたセガストロームとミラーによる調査報告［注3］や、そのほか一九九九年以降に続々と発表された報告［注4〜6］が、この結論に至っています。

ストレス――見落としていた原因

「なにが疾病の原因なのか」という問いに対する答えをACEは見つけました。先に挙げた（がんや心疾患を含む）疾病にかかったクライアントと数多く携わってきて判明したことですが、人は対処できないほどのショックを体験すると、体が変化したり、凍りついたり、闘ったり、自己防衛したりと、さまざまな反応を示します。なにを基準にショックとするのかは、次のUDINという要素で判断します。

Unexpected……予期せぬショック
Dramatic……強烈なショック
Isolating……孤立無援のショック

No Strategy……なす術がないショック

この四つの基準をまとめて、ＵＤＩＮショックと呼んでいます。疾病が発症するにはこのＵＤＩＮショックが存在しているはずです。それぞれのショックを詳しく見てみましょう。

予期せぬショック

〝予期せぬ〟ショックは突然襲ってきます。たとえば、猛スピードの車に我が子が轢かれるのを目撃する、幼少期に親など愛する誰かが急死する、といった場合に生じるショックです。

一方で、親が子どもに（その反対もありえます）「自殺してやる」と繰り返し言い続けていて、実際に自殺してしまったとしましょう。子どもはトラウマになるようなショックを受けますが、それは〝予期せぬ〟ショックではありません。「本当に自殺するかもしれない」と予想していたからです。

強烈なショック

〝強烈な〟ショックとは、ある出来事によって膨大な感情エネルギーが生じることを指します。たとえば、愛していながらも破滅につながるような相手との関係に終止符を打つときなどに強烈なショックを受けます。許しを乞う相手の声を聞くだけでも深く傷つくでしょう。

一方、予期していなかったものの、それほど強烈ではないショックの例としては、うれしくない知らせを耳にするといった出来事が挙げられます。わが子がクリスマス休暇に帰省せず、恋人と過ごすつもりらしい。実家に恋人を連れて帰っても、歓迎されないだろうから……。そんな話を聞いてしまうと、両親にとっては予期せぬショックとなりますが、それほど強烈なものではありません。

孤立無援のショック

〝孤立無援〟のショックとは、ある出来事に対応するときに「味方がいない」と感じるショックのことです。たとえば、あなたのパートナーもしくは配偶者が亡くなり、家族みなで過ごした家を我が子が売却しようとしています。あなたは「売りたくない」と一人で頑張ります。味方がいない状態に、あなたはショックを受けるでしょう。

一方、予期せぬ強烈なショックではあるものの、孤立無援ではない状態としては、トラウマとなる出来事を誰かと共有している場合などが考えられます。たとえば、クラスメートが車の事故で亡くなると、クラス全員が心痛を共有します。全員が悲しみを包み隠さず話し合うので、予期せぬ強烈なショックを受けてはいますが、孤立無援な状態ではありません。

なす術がないショック

〝なす術がない〟ショックとは、なにか事件や事故が起こって打つ手がない場合に生じるショックをいいます。途方に暮れ、その出来事を反芻しながら、現状打破を試みます。たとえば、親しい友人から不倫の濡れ衣を着せられ、相手が聞く耳を持たない場合に、なす術がないショックを受けます。

一方、悪意ある上司から言いがかりをつけられて解雇された場合など、孤立無援の状態で予期せぬ強烈なショックを受けますが、雇用法を盾に対処できるので、なす術がない状態ではありません。

乳がん――子育てできない無力感

ジェニーとはピーター・フレイザーを介して知り合いました。ピーターはNESシステム［訳注10］を使ってジェニーの問題に取り組んでいました。その二年前に、乳がんと診断されて闘病していたジェニーは、化学療法を受けたところ、命が危ぶまれるほどに体調が悪化したそうです。担当のがん専門医は、化学療法にこれほどの反応を起こす患者は見たことがない、と言いました。

ところが私と初めて会ったとき、ジェニーは元気一杯で、生気と活力にあふれていました。その頃にはもう化学療法を拒否していて、代替療法を受ける決意をしていました。ジェニーが私に訊きたかったのは次のような質問でした。「どうして私はがんになったのでしょう？　原因は？　なぜあのタイミングで発病したのかしら？」

　ジェニーからその経歴を受け取った私は、問題の原因と思われる出来事を見つけました。息子のことで大きなショックを受けたことがあったようです。ジェニーの最初の夫は最低の男でしたが、妊娠してしまった彼女は夫との関係に身動きがとれなくなっていました。しかし、やがてその生活に耐えられなくなった彼女は、身を切るような決断をくだします。夫と子どもたちの元を去ったのです。

　人生は厳しく、いろいろな苦労がありましたが、一番の心配は息子のヘロイン中毒でした。そんなある日、息子から唐突に連絡があり、女性に対するレイプ事件で逮捕されたと聞かされます。「あの子の声はとても冷たくて、その響きがいまだに頭から離れないのです」とジェニーは話しました。

　当時の状況を詳しく聞き出そうとすると、ジェニーは顔を赤らめ、「どうしていいかわからない」と話す息子の声を聞いたときのショックを追体験しました。「どうしよう。本当にその娘をレイプしてしまったかどうかすら覚えていないんだ。もし有罪になれば何年もの実刑判決になると思う」息子がそう話すのを聞いて、あの子には二度と会えないかもしれないという恐怖に襲われたとジェニーは語りました。

　その出来事があってから、ジェニーの人生が一変します。すべてを投げ出して、息子の潔白を証明しようと孤軍奮闘しはじめたのです。やがてジェニーの努力は報われました。陪審員が「無罪」判決をくだしたときの話をするジェニーの声は、安堵感に満ちていました。

ところが、息子は母親の必死の努力も意に介していないようでした。むしろ逮捕されたおかげで母が自分を助けてくれるいい機会となったと喜んでいるようにも思われました。母親が自分のためにも経済的にも時間的にもどれだけ犠牲を払い、汚名を晴らそうとしてくれたかなど、気にもかけていなかったのです。出所した彼は、またすぐにヘロインに手を出しました。

その後、ジェニーががんを克服できなかったという知らせが届き、とても悲しく思いました。嚥下異常でやがて入院することになり、脱水症状の治療と栄養チューブを施されることになったそうです。入院中、全身のCTスキャンを撮ると、骨肉腫、肝臓がん、肺がんが見つかりました。恐らく数年前から潜伏していたのだろう、ということでした。彼女の最愛の夫ブライアンによると、ジェニーは診断を聞いた途端、急速に生きる気力を失ったそうです。

ジェニーは闘志あふれる人でした。彼女の事例が、疾病の本当の原因を理解するヒントになればと思っています。なにが原因で疾病が発症するのかについては、次章以降で詳しく説明します。化学療法をやめてから、ジェニーはほかの療法をいくつか試そうと底力を見せて立ち直ろうとしていました。NESに取り組み、食餌療法を徹底的に変えることができていれば、予後予測よりも長らえていたかもしれません。

ＡＣＥの観点では、疾病の原因はシステム内に閉じ込められたエネルギーだと考えます。カール・ドーソンが「マトリックス」と称するエネルギー・フィールドのことです。特異なストレスを伴うＵＤＩＮショックが引き金となって、体が変調をきたします。たとえば、凍りついたり、闘う姿勢もしくは自己防衛の姿勢を整えるのです。その過程で疾病が発症します。

ブルース・リプトンは『思考のすごい力――心はいかにして細胞をコントロールするか』で、細胞は環境に応じて構造を変えると説明しています。ストレスを受けているとき、細胞は防衛反応を示します。そしてストレスを受けていないときに、成長・増殖します。細胞の反応はこの「防衛反応」と「成長・増殖」という二種類に大別され、ストレス状態で成長・増殖することはありません［注7］。

ここで注目したいのはストレスについてです。予期せぬ強烈な出来事が起こり、孤立無援の状態でなす術がないとき、細胞はずっとストレスにさらされています。自己修復する機会を失ったままの状態です。

急に環境が変わり、どう対処していいかわからないとき、それはＵＤＩＮショックとなり、特定の器官の各細胞がその構造と機能を変更します。同様に、人が病気になっても、あらゆる器官に異常が出るわけではありません。大腸がん、乳がん、皮膚炎、筋肉疲労、咳こみなど、病気・疾病は局部に現れるのです。

先述したとおり、環境条件が変化すると細胞の機能や構造も変わるということは、科学的に証明されています。そして、主要な病気のほぼすべてが慢性ストレスと関係していることも認識されています。病気・疾病が体内のある器官の局所にだけ現れるのだとしたら、いったいどのような理由でその器官の細胞は変化しているのでしょうか。この問題を解くためには、基礎生物学を調べてみなければいけません。

身体機能と疾病

いくつかの器官とその基本機能に着目してみましょう。疾病、もしくはストレスをともなう出来事に、器官はどのように反応するのでしょうか。

消化管

消化管の疾患とは、詰まった物を消化できない状態を意味します。食べ物を消化できなければ、あとから入ってくる食べ物も消化管を通過できず、消化されません。その生命体の機能が損われ、生存が危ぶまれることもあります。食べられなければ、餓死するからです。消化管の詰まった部位の細胞は、その構造と機能を変えて、詰まった食べ物を適切に消化できるよう働きます。

この現象は蠕虫にも見られます。個体の消化管で食べ物が詰まると、その部位周辺で、消化管細胞が増殖します。すると増殖細胞がさらに消化液を分泌し、詰まった食物を消化してから体外へ押し出します。このとき、不要になった増殖細胞も一緒に押し出されます。

詰まった食物によるストレスから、特定の部位の細胞が変化し、体に問題解決と消化活動の続行を促します。そうして生存を図るのです。人間にとって、情報は食べ物のような存在です。私たちの生活は情報から影響を受けます。その例としては、素人から受けた経済的アドバイスのせいで、老後の蓄えを失ったことに突然気づく、などという状況が挙げられます。まさに情報が、生活に影響を与えるのです。

乳腺と乳房

妊娠中の女性の体内では、ホルモンの変化に対応して、乳腺の細胞機能が変わります。つまり、乳児に母乳を与えるために乳房が膨らみます。子宮から出てきて最初の数ヶ月は、乳児の命が母乳にかかっていることを母親は本能で知っています。その特有の知識が、乳腺に細胞増殖を促します。女性にとって、乳房は命を育むかなめとなります。新生児に母乳を与えるために乳房はあるからです。自然界では、この母乳がなければ生まれたての動物は死んでしまいます。乳房の細胞が余分に増殖するのは、女性の自然な生物学的反応で、妊娠すれば必ず経験することです。

骨と筋肉

骨折しても自然に治ります。自然界では、たとえば動物が後脚を骨折したとしても、たいていは外傷に耐え、六週間もすればその足で歩いています。本来、人間の助けは不要です。骨折によるストレスが生じると、細胞が変化して骨を修復します。各細胞が驚くような方法で組織化し、適切な場所で適切な量の骨を寸分違わず再生します。

整形外科医なら誰もが認めている不思議な現象があります。人間、動物を問わず、再生した骨は骨折前よりも強度が増すのです。

激しい運動で肉離れを起こすと、筋組織は元の状態より頑丈になって再生します。ボディービルダーは、この現象が真実であることを知っています。ボディビルディング自体が、この自然現象に基づいて成り立っているからです。

皮膚

皮膚炎（湿疹）が発症すると、表皮が剥がれ落ちるなどして皮膚の喪失が起こり、その後に再生がはじまります。通常、医師はステロイド軟膏で皮膚炎を治療しますが、この軟膏薬を使うと、症状が治るというよりも、皮膚が薄くなり感覚が鈍化してしまいます。皮膚は触覚性の感覚器で、人間はその皮膚を通して愛する人とつながります。ところが、皮膚が鈍化していると、あるべき触れ合いの感覚がなくなってしまいます。接触を失った相手のことを考えなくなるのです。

皮膚炎の再生段階になると、発赤、発熱、発疹が起こりますが、経験者ならこの症状に二種類の徴候があることをご存知でしょう。一つは、皮膚が薄くなってウロコ状となり、感覚が鈍くなります。熱感はありません。もう一つは、皮膚が赤くなり、敏感になって痒みを伴い、熱感があります。母乳から粉ミルクなどに切り替えると、赤ん坊によっては頬に湿疹が出ることがあります。医師はこの湿疹を粉ミルクに対するアレルギー反応だといいますが、赤ん坊と母親の胸との接触が失われたからだとは考えられないでしょうか。

ストレスは疾病を引き起こします。そして細胞機能は環境条件に適応するために変化します。このことから、皮膚炎は肌と肌との触れ合いの喪失が原因だと解釈できます。医療専門家がアレルギーの原因を十分に説明できないことを考え合わせると、この解釈は、はるかに妥当なものと言えるのではないでしょうか。

単純な理論

ＡＣＥの観点では次のように考えます。ＵＤＩＮショックが生じると、無意識の反応が連鎖してショックへの対処法を決定します。そしてどの器官が影響を受けるのかを体が特定します。この決定はショックの内容と基礎生物学に基づいておこなわれます。

先述したように、子育てができないという無力感が問題である場合、乳房が影響を受けます。皮膚に関する問題は、接触が失われた結果だと考えられます。胃腸の問題は、消化できないものに関係していると考えられます。筋肉に関する問題は、自己の強さに対する不安が原因だと考えられます。たとえば応戦する気概の欠如などです。

要するに、ＵＤＩＮショックは体のすべての器官に影響するのではなく、そのショックのタイプに対応する器官だけに影響するということです。それに付随して、脳にも反応が起こります。脳のＣＴスキャンを撮ると、その反応がリング状に現れています。発生学（205ページ参照）を調べるとわかるのですが、脳の各部位はそれぞれ特定の器官と相関関係にあり、一つひとつのショックが、影響を受けた器官と相関する脳の局部に現れます。さらに最近の研究によると、ショックが脳と器官に現れる数秒前に、心臓エネルギーがそのショックを感知するということが判明しました。

ＮＥＳヘルスのピーター・フレイザーによると、心臓はたんなるポンプではなく、重要な情報を血液に刷り込んで各器官と共有させる役割も担っています。さらに心臓は、情報の波を磁気やエネルギーの形で外へ発信します[注8]。私の考えでは、このエネルギーの刷り込みによって、人は特異な状況に追い込まれたり、特定の人を引き寄せたりします。

さらに、ピーター・フレイザーの説明によると、脳や器官に現れるショックは、ＣＴスキャンで使うＸ線の周波数と共振しています。ということはつまり、局部に保存（記録）されたＵＤＩＮショックを確認できるというわけです。もちろん今後もさらなる研究が必要ですが、この保存されたショックは、疾病の原因となる閉じ込められたエネルギーの刷り込みと同一のものではないかと考えています。

この理論は、確かに私の経験と一致します。感情的葛藤の解消に取り組んでいるとき、クライアントはしばしば、自分のCTスキャンに写るリングとまったく同じ場所に頭痛を感じるようです。その頭痛は問題を解決したあとでも起こることがあります。第8章で、脳とこのリングの部位について詳しく述べています（CTスキャンの実例は次のサイトにてご覧いただけます。www.whyamisick.com）。

つい最近になって判明したのですが、UDINショックが生じると、即座に心臓が感知して、脳と胃腸にメッセージが届きます。すると胃腸は、そのショックの感情的側面を評価測定します。この見解は、最近おこなわれた胃腸に関する調査によって裏付けられているようです。その調査が示すところによると、胃腸は実際に知性を持っていて、第二の脳と捉えることもできます［注9］。

ショックに続く症状

ショックを受けると、体も通常の意識状態からストレス状態に移行します。一般に、このストレス状態は「闘うか、逃げるか、すくむか反応」などと呼ばれます。この反応は私たちに先天的に備わっているもので、たとえば猛獣に遭遇するなど、突発的に起こる好ましくない状況に対処するときに起こります。

典型的な症状としては、手足や皮膚の冷えを感じる四肢冷感などがあります。爆発的なエネルギーがアドレナリンとなって心臓に放出され、鼓動が速くなります。意識が冴えわたり、興奮状態でエネルギーが湧きでてきます。一つのことに集中し、他のことには注意がいかなくなります。進行中のストレスをともなう出来事に関心を奪われ、問題を解決もしくは回避する方法に集中します。

こうしたストレス状態にあるとき、人は性格まで変わってしまいます。視覚、聴覚、感覚、味覚、嗅覚も影響を受けるでしょう。無意識に不必要なものを除外し、集中すべき対象に注意を向けますが、これはたいていの場合、回避システムの働きによるものです。

ストレス状態にあるとき、人は問題を解決するために、(情報を除外するための) フィルターや性格まで変えてしまいます。UDINショックが、相関関係にある器官と脳のそれぞれの特定部位に刷り込まれます。また、胃腸もそのショックから生じた感情を保存します。心臓も通常とは異なるメッセージを体と外部に発信します。それはまるで「問題解決」というたった一つの目的以外は眼中にないマシーンになってしまったような状態なのです。

中毒症状、事故、栄養不良などもまた、それだけでショックとなります。栄養不良が危機的な段階になると、体にショックが生じ、特定の器官が順番に停止しはじめます。

特異なショックは疾病を引き起こす可能性が非常に高いということが、これで理解できました。エビデンスがそのことを示しています。また、クライアントの表現を見ても明らかです。それでは、ショックを経験したクライアントたちの言葉を見てみましょう。

○「みぞおちを殴られたようです」……胃潰瘍

○「喉がつかえたような感じです」……失声症
○「ものすごく臭うんです」……蓄膿症
○「真正面から襲われました」……胸膜炎
○「無力な感じでした」……甲状腺機能低下
○「胸が張り裂けました」……心疾患
○「まるで矢に貫かれたよう」……黒色腫
○「その言葉に動けなくなりました」……椎間板ヘルニア
○「ショックで息もできないほどでした」……気管支喘息
○「みんなに疎外されている気分でした」……皮膚炎
○「素晴らしいものが人生から奪われてしまいました」……糖尿病

クライアントの問題に取り組むとき、その疾病プロセスを引き起こしたショックを見つけ出す作業にはとても奥深いものがあります。ショックが見つかると、なぜそこに疾病が存在するのかという疑問が解け、クライアントにも症状が持つ意味を説明できます。ショックが生じたあと、クライアントの性格がどのように変わり、周囲の人や状況にどのように反応したかも正確に描写できます。まるでホロスコープを読んでいるようなものですが、占星術と唯一異なるのは、見る側に当て推量や仮説は一切ないということです。理論に基づいてショックを見つけ出しているからです。

ＡＣＥの観点から言うと、ＵＤＩＮショックは、疾病が存在する理由とショック後の体の反応を読み解く鍵となります。

次章では、ショックの過程で、どのように脳・器官・心臓のつながりが影響を受けるのか、そしてその影響によって環境や本人の社会的行動がどのように変化するのかについて述べていきます。ＵＤＩＮショックを受けると、世界はもちろん、性格までもが変わってしまう理由がわかっていただけるでしょう。

訳注10：ＮＥＳヘルスによる、ヒューマン・ボディー・フィールドの情報を読み取る分析システム。プラクティショナーは、このシステムを用いてクライアントの根本的な生物エネルギー的原因を検出できるだけでなく、ＮＥＳインフォスーティカルの使用により、ボディー・フィールドを再建し、身体に備わった自己治癒力の快復を促し、より最適な生理学的機能へと戻すことができる。

第4章　疾病の影響はあらゆる側面に

「自然を凌駕できる、などと躍起になって証明しようとするのではなく、自然の素晴らしさを味わい、自然が別格の存在であることを尊重すれば、人類の明るい未来に一段と希望を持てることだろう」

——E・Bホワイト（アメリカ人作家）

考えてみると不思議議です。ショックが生じると、脳・器官・心臓・行動・環境に変化が起こります。その変化が私たちの人生で果たす役割を思うと、驚嘆せずにはいられません。身体的症状だけではなく、いろいろなことが生じるのです。

心と体とスピリット（霊性）のつながりも神秘的ですが、そこに行動的条件と環境条件が加わると、すべてが連結して一つの荘厳な体系ができあがります。すると見えてくるのは、疾病がエラーとして起こるのではなく、一つの見事なプログラムとして起こっているのだということです。そのプログラムの各段階が、最初の閉じ込められたエネルギーの刷り込みにつながっていて、その起源をたどると、体を錯乱させる原因となったUDINショックという出来事に行き当たるのです。

これまでは深刻な疾病に関してお話してきましたが、次は耳感染に関する事例です。サムの耳感染は命を脅かすものではありませんでしたが、それが彼の人生に及ぼした影響は手におえないようなものでした。

耳に生じた問題――不信感

サムは人好きのする男性です。国中を駆け巡り、大規模なコンサートのステージを設営する仕事を熱心にこなしています。仕事自体は好きではありませんが、現場監督を任されていて、「なにがあっても落ち着いている」と仕事仲間から人望を集めていました。また、バンドを組んでいて演奏もこなし、人気もありました。

私のところに訪ねてきたとき、サムはNLPに取り組みたいと希望していました。ところがセッション中、サムはずっと不平を言い続けています。誰も信用できない、自分さえも信用できないと。ACEが役立つのではないかと思った私は、ここ数ヶ月間で病気になったことはないかとサムに訊ねてみました。「あぁ、両耳ともに感染症を患っています」と、サムは無頓着な様子で言いました。抗生剤を服用しているけれども何の効果もなく、片方はもう一方よりもひどい状態だそうです。

感染する一ヶ月ほど前に何か変わったことはなかったか訊ねると、ガールフレンドと「もめた」という答えでした。関係が気まずくなり、彼女から少し一人になりたいと切りだされたそうです。関係が壊れて不安と動揺をおぼえたサムは、友人の家に身を寄せました。ところが友人と口論になり、サムは酷いことを言われてとても傷つきました。

その数週間で、サムは二度も動揺させられる言葉を耳にしたのです。「しばらくの間ずっとストレスを感じていました。少し落ち着きましたけどね。まだ問題は解決していません」とサムは語りました。これこそ、彼が私のもとへやって来た理由だったのです。

サムはまた、「もともと落ち着いた性格だったのに、その頃から気性が変わった」と言いました。一緒にいたいと心から願い、愛していた彼女との連絡が途絶えると、もう彼女のことは信用できないと感じるようになり、彼女が不誠実だと非難しました。バンドのメンバーともうまくいかなくなり、彼をとりまくすべてが崩れ落ちていくようでした。職場でも状況は最悪で、サムは誰彼かまわず口論し、退職したいと思うまでになったのです。

動揺させられた二度の出来事、感染症、気性の変化のあいだにはリンク（つながり）があることを指摘すると、サムは言葉を失いました。「まさに耳にしている言葉が信じられないのでしょう」と私は言いました。サムは不思議な無人地帯をさまよっているようでした。問題の原因を知り、私の説明を理解して、自分に起こったあらゆる変化を認識したにもかかわらず、まだ自分自身のことも私のことも信用できなかったのです。私は、彼が他人に対してとっているであろう態度を実演すらしました。サムは、その通りだと認めました。それでも、自分自身を含めすぐには人を信用しないだろうと見て取れたので、次に進んでセラピーをおこないました。

そのセラピーでは、ストレスを感じた二つの出来事とその原因となった二人の人物に焦点を定め、サムの手の平に一人ずつ乗せました。二人が彼の両手の上にいると想定して、私は彼らに話しかけます。そうしてゆっくりとサムの両手を合わせたのです。するとサムの中で大きな変化がありました。絶句して、体が熱くなっています。その後、彼の放つエネルギーが完全に変化して、数分後にサムは口を開きました。「すごく不思議な感じで、気分が変わりました。もとの自分に戻ったようです」。私にも、サムが落ち着きを取り戻したことがわかりました。

二週間後、あらゆることが変化しました。そしてサムは幸福を感じていました。彼女と和解して関係性を取り戻し、職場での状況ももとに戻りました。口論した友人も、酷いことを言ったと謝ってきて、バンドのメンバーも歯向かってこなくなりました。その後も定期的にサムとは会っていますが、現在はいつも幸せそうで明るく、何の問題も抱えていないようです。耳の感染症も抗生剤なしで治ってしまいました。

ストレスを感じる出来事は、生活のあらゆる面に多大な影響を及ぼします。サムの事例が実に意味深くて教訓的だと思えるのは、この大きな影響を見て取れるからです。体に変化が起こるだけではありません。脳、器官、心臓、行動、環境にまで影響が広がります。あらゆる面で変化が起こりますが、その変調が心理的なものであれ、環境的もしくは身体的なものであれ、今ある症状に取り組むことによって、どのストレス状況がすべてを変えるきっかけになったのかを把握できるのです。

伝統的な医学の世界では、心と体につながりはなく、行動や環境とのつながりもありません。つながりがあると考えているのなら、医師はここまで多くの薬を処方しないでしょう。心と体のつながりを認識していれば、薬が人の心に及ぼす影響や、影響を受けた心が今度は環境や行動を左右してしまうことに気づくはずだからです。

医師の診断の伝え方も、疾病と同じくらい患者の快復に弊害をもたらすことがあります。診断結果が、がんなど命にかかわる病気の場合はとくに注意が必要です。問題は、ほとんどの医師が患者への望ましい接し方を教わっていないということです。さらにいえば、医師はとにかく患者の気持ちを気遣う余裕がありません。自分がどれほど患者に対して影響力を持っているのかを知らないか、あまり気づいていないのだと思います。

場合によっては、クライアントが医師に言われた言葉一つひとつに取り組まなければいけないときもあります。医師の前に出るとまるで催眠状態に入ってしまったかのように、その一言一句を信じてしまう人もいます。

悲しい事例を一つお話しましょう。私のクライアントで、リンパ腺がんの診断を受けた人がいました。担当のがん専門医は、彼女が「自分はがんで死ぬ」とずっと思い込んでいたことをまったく知りませんでした。診断の数週間後に会ったとき、彼女は「がんという言葉を聞いたとたん、頭の中が真っ白になって、自分は死ぬのだと確信した」と語りました。医師の話によると、彼女のがんは治療可能なタイプで、予後も良好だということでしたが、自分はがんだということで彼女の頭は一杯でした。母親ががんで亡くなっていたので、自分もそうなるにちがいないと思い込んでいたのです。

数週間たって追加検査に行くと、前回なかった影がいくつか肺に見つかりました。診断は小細胞肺がん――進行性の手術不可能な肺がんでした。化学療法を受けなければ余命一ヶ月、受けても六ヶ月ということでしたが、彼女は化学療法を拒否し、モルヒネによって一ヶ月もしないうちに亡くなりました。医師が予測した通りになったのです。

死を恐れていると、小細胞肺がんを引き起こすことがあります。それは、肺に大量の空気を送りこみ、血液中にもっと酸素を供給することで、近づく死の脅威と闘えるよう体が導くからです。肺に現れたいくつかの影は、体が死の脅威に対して最後の抵抗を試みた結果、増殖した余分な細胞だったのです。

アメリカの有名ながん専門医であるバーニー・シーゲル博士は、前述した『奇跡的治癒とはなにか──外科医が学んだ生還者たちの難病克服の秘訣』（日本教文社）で、診断の重要性について説いています。

「医師がどのようにクライアントと接するかは非常に重要な問題です。生死に関わる診断を聞くとき、その疾病が起こす症状を知るとき、クライアントはとても不安定な状態になっています。医師の多くは統計を用いてがんの予後を説明します。助かるのは五人に一人（つまり生存率が低い）、などと統計結果を伝えるのです。しかし、クライアントがその五人のうちの一人になりうるかどうかなど、誰にもわかりません。どのような形で診断を聞くのかは非常に大切なことなのです」

体はどのようにＵＤＩＮショックに反応するのか

どのようなものでも多大なストレスを感じる出来事が起こると、体が自力でその問題を切り抜けようと反応します。このことは前章で述べました。予期せぬ（Unexpected）、強烈な（Dramatic）、孤立無援の（Isolating）ショックを受けて、なす術がない（No Strategy）状況になると、さまざまなかたちで影響が現れます。その影響には、身体的な症状以外にどのようなものがあるのでしょうか。通常、私たちはストレスに襲われた後、体になにが起こっているのか気づかないものです。しかし、体以外にさまざまなレベルで現れる影響には気づくこともできます。ＵＤＩＮショックが生じると、脳・特定の器官・心臓・行動・環境にまで影響が及びます。

脳

閉じ込められたエネルギーは、脳内の特定の部位（これは発生学に基づいて決定されます）にリング状となって現れ、脳のＣＴスキャンで確認できます。このエネルギーは、生じたショックと結びついています。そして生じたショックに最適に対応できる器官、つまり本人がその問題を切り抜けられるようサポートする特定の器官ともつながっています。

脳内で何かが起こると、脳内化学物質に変化が生じることがあり、それは不安神経症や偏執症、抑うつ症、躁病といったかたちで現れます。この脳内の不均衡は、ほかの心因性の問題を引き起こす可能性もあります。したがって、この脳内化学物質に生じる変化と葛藤的ショックに対応して、性格・人格さえも変わることがあるのです。

器官

体内では、ショックに対して特定の器官が反応します。例を挙げると、疾病のストレス段階（119ページ参照）で腸管の一部が膨張したり、筋消耗で見られるような細胞死が起こります。器官は、そのように反応することによって、当人がＵＤＩＮショックを切り抜けられるようサポートします。ＵＤＩＮショックが解消すると、器官は自力で修復する必要に迫られます。たいていの場合、この修復プロセスは痛みをともない、腫れが生じたり、反応していた特定器官の機能に大きな変化が起こることもあります。

心臓

ＵＤＩＮショックが起こると、当人の気分や考え方も全体的に影響を受けます。これは心臓の生理的作用によるものです。第3章でも述べましたが、心臓は鼓動を刻むたびに、情報を血液に刷り込み、エネルギーの側面で何が起こっているのかを各器官に伝達します。それだけではなく、心臓は磁気波を送信して、当人を環境的に異なる状況に送りこんだり、ほかの人々に引き合わせたりして、ショックを解決できるよう段取りを整えます。

行動

人は他人への態度を変えて、ショックの解決法を探ろうとします。そのような行動の変化は、心臓の影響によるものです。最初にストレスを感じる出来事が起こったとき、そこに特定の人が居合わせたとしましょう。すると、当人は起こった出来事に応じて、その特定の人への態度を変えます（特定の人が一人ではなく、家族や同僚などのグループの場合も同じことが言えます）。

環境

私たちの行動、向かう場所、惹きつけられる対象なども、全プロセスに組み込まれています。つまり、ストレスを感じる出来事が起こると、その出来事にまつわる場所や物に対する反応の仕方も変わってきます。たとえば、職場のデスクで作業をしているときにショックを受けた場合、そのときの環境が潜在意識下でリンクし、その場所に戻ると再びストレスの感覚が引き起こされます（これで慢性疾患やアレルギーの説明がつきます）。

疾病の現れ方

一例を挙げましょう。私の教え子であるルシールは、とても魅力的でユーモアのセンスも抜群。しかし彼女はずっと不安神経症に悩まされてきました。ＡＣＥの観点で考えると、不安神経症の原因は、甲状舌管と咽頭腺に影響する数回におよぶショックにあります。

ルシールが言うには、生涯にわたってずっと不安神経症に悩まされていて、思い当たるＵＤＩＮショックが二度あるということでした。一つ目は、暴力的な父親が、ルシールを妊娠中の母親の腹部を殴っていたことです。二つ目は、酔って嫉妬に駆られた父親が母親に乱暴していたことです。この二度のＵＤＩＮショックが咽頭腺と甲状腺（甲状舌管）に作用して、二つのリングとなってルシールの前頭葉に現れました。この二つのリングはルシールの脳ＣＴスキャンで確認できます（ＣＴスキャンの結果はwww.whyamisick.com にてご覧いただけます）。このＵＤＩＮショックが生じたとき、ルシールはまったくの無力感にとらわれていたことを覚えています。なす術もなかった彼女の体が起こした反応は、内分泌腺である甲状腺の機能を変えるということでした。

ストレス状態にあるとき、細胞が壊死して（細胞除去）、血中に送り込まれるチロキシン量が増加します。これは甲状腺機能亢進症と呼ばれるものです[訳注11]。体はチロキシンの分泌量を増やして、本人が無力に感じている対象にうまく対処できるよう導きます。つまり、事態に迅速に対応できるように促すというわけです。

ところが、体内の過剰なチロキシンによって、人は継続的な不安を感じます。そして咽頭腺内で起こる変化によって、体はさらに酸素を血中に送り込もうとし、両者の影響で「闘争―逃走エネルギー」が増加することになります。

この大きな出来事は、ルシールの人生で次の五つの領域に影響を与えました。

脳

ルシールの脳（大脳皮質）のＣＴスキャンを見ると、前頭葉に二つのリングが確認できます。甲状腺（甲状舌管）と咽頭腺の問題が重なると、継続的な不安に苛まれるということが知られています。ルシールはまた、額がしめつけられるような感覚があり、同部位にはよく頭痛が起こっていました。

器官

体内に大量のチロキシンが分泌されていたルシールは、絶えず不安に悩まされていました。甲状舌管が膨張すると、結果、血中に送り込まれるチロキシン量が急激に増えます。より迅速な対応を促すためです。そして咽頭腺も、多量の酸素が血中に吸収されるよう作用して、ただちに反応できるよう導きます。

心臓

心臓はルシールの周囲の人々にメッセージを発信し、その結果、彼女は馴染みがあるタイプの男性や状況に惹きつけられるようになりました。言い換えると、虐待的で乱暴なタイプの男性との関係を長期にわたって続けるようになったのです。これは、子どもの頃に経験した父親に関する問題を心の奥底で解決しようとしているからです。不思議なことに、ルシールはこの乱暴な男たちが暴力を振るうからという理由で、彼らを愛していました。それがルシールにとっての愛の形で、そうすることで、子ども時代を連想するものとつながっていたのです。

行動

ルシールは、外見的に魅力を感じる男性を数多く拒絶してきました。愛情を感じなかったからです。無意識にですが、彼女が長期的関係を築く相手は、最初に経験したショックを再生するような男性たちばかりでした。

環境

ルシールは、南アフリカでの過去から逃れるために渡英しました。そして無意味な仕事から仕事へと転職を繰り返しました。スポットライトを浴びるようなポジションに立つには、自分はあまりにも無力だと感じていたからです。頭の良い女性ですが、自尊心が欠如していたため、気分転換に娯楽目的の麻薬を使用していたこともありました。

あらゆる現象は結びついている

ＡＣＥの捉え方、つまり「あらゆる現象は結びついている」という考えには、興味深い側面があります。それは、エネルギーレベルで起こっていることを体が象徴しているということです。先に挙げた五つの領域に生じる特定の現象さえ理解すれば、すべてが結びついていることに気づくはずです。

次に、両腕の内側に湿疹が出ている架空の患者を例に考えてみましょう。この五つの領域に生じる変化をまとめています。

脳

外皮質の頭頂部付近に二つのリングが確認できるでしょう。湿疹プロセスの各段階を通過する過程で、しょっちゅう意識がぼんやりします。ときには、頭痛や頭頂部の締めつけを感じるかもしれません。

器官

湿疹はストレス段階が過ぎると急に悪化します。恐らく、子ども時代に父親もしくは母親から離れるなど、両親との別れを経験したときに、両腕に湿疹が出ていたはずです。

心臓

別れを経験しているあいだ、他人を気にかけない時期があり、その後に友人や家族と過ごしたいと思う時期が続くはずです。また、つながりを感じている人と引き離されるという状況が続くこともあるでしょう。

人間関係に問題が生じることもあります。パートナーと離れるのがとても辛く、別れに際して一騒動起こすこともあります。たとえば、離婚や仕事の都合などで両親が急に別れてしまった、というようなUDINショックを過去に経験している可能性があります。

行動

パートナーの表情が、湿疹のストレス段階を引き起こすこともあります（疾病の各段階については次章でお話しします）。たとえば、口論の最中や、パートナーが一定期間だけ離れていくときなどに起こります。パートナーのある声の調子が、湿疹のストレス段階を引き起こすことも多々あります。性格的に、スキンシップが好きで、人に寄り添いたがる人に多く見られます。

環境

特定の物や写真、場所などが湿疹のストレス段階を引き起こすことがあります。たとえば、時計がチクタク立てる音や家族の写真、昔住んでいた家や付き合っていた人の家を通りがかるなどです。

この患者の事例は架空のものですが、これまで湿疹に悩む人々の問題に取り組んできてわかったのは、この五つの領域すべてのつながりが非常に正確だということです。ＵＤＩＮショックが生じると、その人のあらゆる側面が影響を受けます。影響はその人全体に及ぶのです。心と体は無関係な存在ではありません。すべてが一団の統合組織となって機能し、つながっています。

このことが判明した今、もはや薬で生体の化学反応を処理するだけの方法は通用しなくなりました。そのような方法で問題解決はできません。患者のあらゆる側面を考慮し、問題の根本原因を解決する必要があります――患者が良くなって健康でいるために、必要なのです。

体のコミュニケーション

心と体のつながりは、最近になって認められた事実ではありません。科学者は、神経伝達物質が体内の細胞一つひとつに存在していることを認識しています（神経伝達物質とは、ニューロンが情報伝達する際の特殊な化学物質です）。ある考えが頭に浮かぶと、つま先から耳たぶの先端まで、体内に存在するあらゆる細胞がその考えを感知します。心臓は、起こった出来事・起こっている出来事・起こりうる出来事を細胞一つひとつに伝えるべく、鼓動を刻むたびに血液に情報を刷り込みます。

さらにこの情報は、心臓が作り出す電磁場を介して発信され、ＵＤＩＮショックの解決につながるような特定の人や状況を引き寄せます。体は量子力学的な方法でコミュニケーションをとるのです。神経細胞がそのグループ内でつながる様子をアルファベットで示してみましょう。ブルース・リプトンが前述の『思考のすごい力――心はいかにして細胞をコントロールするのか』で説明していますが、分子はAからBそしてCへ、といった具合に一直線につながっているわけではありません（上の図を参照）。ABCDE……は一つのグループとして互いに連結しているのです（下の図を参照）。

全体論的なモデルを見れば、なぜ多くの薬が期待通りの効果をあげないのかがわかります。実際には、あらゆることが同時に起こっているからです。量子物理学は二十世紀初頭から存在し、体のすべての細胞が量子論的に機能していることが判明しています。しかし医学界や製薬業界は、この事実を頭から無視しています。なぜ薬に副作用があるのか。なぜプラシーボ（偽薬）に効果があるのか。なぜときに

A→B→C→D→E

ニュートン：直線的アプローチ

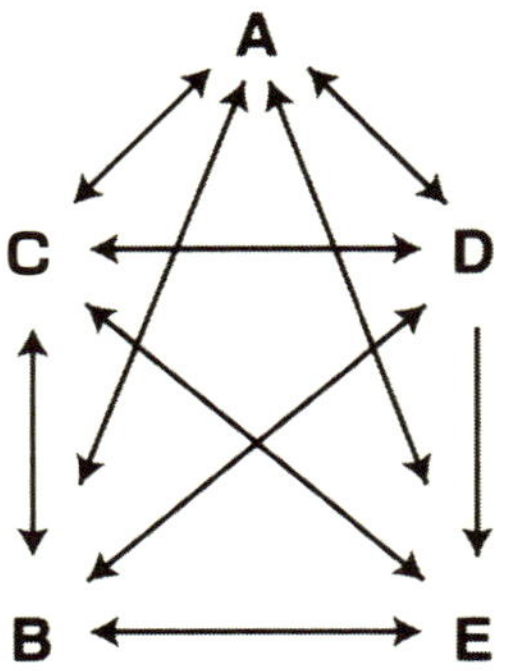

量子論――全体的・相互連結的アプローチ[注1]

はプラシーボの方が薬より効果があるのか。彼らは未だによくわかっていません。キャンディス・パートはその著書『感情の分子』（未邦訳）で、思考や感情がどのように健康に影響を及ぼすのかを説明しています[注2]。心と体はまったくの別物なのでしょうか。それとも連結したシステム内で相互に機能しているのでしょうか？

次章では、驚くべき方法で作用する心と体のつながりについて、疾病プロセスの各段階で現れる症状を追いながら説明します。これらの症状は、二つの異なる要素（熱要素と冷要素）を持つ、六段階のプログラムに基づいて現れます。各段階で何が起こるのかを知れば、この六段階が否定しがたい存在だということがわかるはずです。この事実が医学に対して持つ意味は大きいでしょう。では、ＡＣＥの基本となる理論をご紹介していきましょう。

訳注11：甲状腺ホルモンの過剰分泌によって、生体の代謝が亢進する病気。チロキシンは甲状腺ホルモンの一種。

第5章　疾病の六段階

「橋のいちばん下の横木に乗りかかって、体をのりだし、下をゆっくりと流れてゆく川を眺めていたら、知るべきことが急に全部わかってしまう」

――A・Aミルン（イギリスの劇作家・『クマのプーさん』著者）

疾病はUDINショックが原因となって発症することがわかりました。では、次になにが起こるのでしょうか。なぜ、痛み、不調、発熱などの症状が現れるのでしょうか。疾病が発症するとき、体がたどるプロセスがあるのかもしれません。プロセスはあまりに明白なため、一度気づいてしまえば「どうして今まで気づかなかったのだろう?」と自問することになるかもしれません。それより、医療界はなぜこのプロセスを見落としていたのでしょうか。次の喉頭潰瘍に関する事例は、目からうろこが落ちるような話で、最後に意外な展開が待っています。

喉頭潰瘍——ストレスの自然解消

友人が訪ねてきて、ここしばらく寝込んでいたと話し、その理由を知りたいと相談してきました。彼女はストレスの多いプロジェクトに取りかかっていたのですが、身に覚えのないことで上司に責められたそうです。その出来事の波紋を気に病んだ彼女は、とても怯えました。

それでも、その後一週間のあいだ身を粉にして働き、きちんとした睡眠も取れないほどでした。夜遅くベッドに入り、早々と起きだす毎日。さらに仕事を家に持ち帰って、生じたトラブルの解決に努めます。いったい誰のせいで、濡れ衣を着せられることになったのかと思い詰めていました。毎日ほんの短い睡眠時間でも不調を感じず、世界中の人々に立ち向かうほどの気構えでした。ジムでトレーニングにも励みましたが、その時ほど好調に感じたのは久しぶりだったそうです。

一週間後、トラブルの本当の責任者が判明し、事態は解決しました。上司から謝罪を受け、彼女の不安も解消しました。その数時間後、喉に不快感をおぼえた彼女は、やがて声が出なくなりはじめます。気分が悪かったので早退して帰宅すると、早めにベッドに入って深い眠りにつきました。数日間、仕事を休んで休養しました。そして三日後、体調も良くなり早起きした彼女は仕事に戻りましたが、昼頃にまた気分が悪くなりました。症状が再発し、激しい疲労を感じたのです。早退してベッドに戻るしかありませんでした。その数日後、またすべてがもとの日常に戻ったそうです。

私は彼女に説明しました。職場で起こったトラブルの責任を問われたことが、UDINショックになったのです。彼女はストレスを感じ、喉頭粘膜が腫れて潰瘍ができていました。彼女自身は体の変化に気づいていませんでしたが、生物学的な反応で呼吸がいつもより早くなっていました。そうすることで、トラブルを解決しようとするエネルギーを得ていたのです。

ところが上司の謝罪を受けると、呼吸を早める必要もエネルギーを高める必要もなくなりました。しかし潰瘍は修復しなければなりません。そしてストレスを受けているあいだ、ウイルスが血中に集まっていました。上司から謝罪を受けたちょうどその時、脳と体に協力して働いていたそのウイルスが、潰瘍のできた喉頭粘膜の修復に取りかかりました。体のエネルギーが「闘争・逃走」状態から「修復」状態へ移行したのです。体が火照って汗ばみ、あちこちに痛みをおぼえて疲労を感じました。この段階にあるときは、休息するしかありません。喉頭粘膜の修復中に分泌物が増え、結果、彼女は咳き込み、声が低くなって発声しにくくなりました。蓄えていたエネルギーが体の治癒に取りかかり、彼女の思いつめていた状態も収まりました。

「これがよく言うたんなる風邪と咳込みですよ」と伝えると、彼女は笑って言いました。「たんなる風邪がこれほど驚異的だなんて、知らなかったわ」

ちなみに喉の風邪ではなく、気管支の風邪に罹患する人もいます。気管支だけに、胸の風邪とも呼ばれます。この風邪は女性より男性に多いのですが、これは男女の脳の配線が異なるからです。ほかに鼻風邪もありますが、この原因は鼻に何かが詰まるからです。一度にこの三種類の風邪にかかることもあります。

体になにが起こっているのかを本当に理解するには、神経系という不思議な世界を掘り下げる必要があるでしょう。疾病の六段階はまず、交感神経系が支配し、次に副交感神経系の出番となります。

交感神経系

ＵＤＩＮショックを受けると、体はあなたをサポートするために反応し、あなたが直面する問題に対処できるように導きます。すなわち、「交感神経系」が活性化し、次のような状態が現れます。

○ストレス・体の緊張
○強迫観念
○不眠
○食欲不振
○体重減少
○体・手足の冷え
○高血圧
○血管収縮

○冷や汗

このタイプのＵＤＩＮショックが生じると、体は「闘争・逃走」反応を引き起こします。直面したばかりの問題を解決すべく設計された機械のように、体が変化するのです。これが「交感神経系」の活性化で、たいていはストレスとして現れます。さらに、前章で述べたように、根本的な問題を解決しようとしているとき、脳や（問題に対処するよう指定された）特定の器官・心臓・行動面・環境面にも変化が生じることがわかっています。

強迫観念はとても興味深い症状です。というのも、これは私の見解ですが、ストレスが私たちの精神面に及ぼす影響を、この強迫観念という症状が説明してくれるからです。普段は冷静だと思っていた人が、一貫性のない言動を取ることがありますが、これもまた強迫観念という症状を考えると説明がつきます。

例を挙げて考えてみましょう。パートナー（相手は男性とします）が、なんの説明もせずあなたの元を去ってしまいました。あなたは彼をとても愛していましたし、相手には不審な様子すらありませんでした。そんな時、あなたはどう思うでしょう。どのような考えが頭のなかを行き交うでしょうか。気がふれたように自問するかもしれません。「どうして行ってしまったの？」「私がなにかした？」「ほかに相手がいるの？」。

そして彼と架空の誰かとの浮気現場を想像しはじめ、自制心を失うかもしれません。なぜこんなことになったのか、躍起になって探ろうとします。仕事にも影響が出はじめ、食べることも眠ることもできません。そして手足が冷たくなります。問題を解決するためのエネルギーを集めようと、全身の血液が筋肉に向かうからです。これは、初期の人類が捕食動物からの攻撃に立ち向かわざるをえなかったときの先祖返りという現象です[訳注12]。——つまり、「闘争・逃走」反応が起こっているのです。たいていは、痛みも不快感もありませんが、それは体の緊急レベルが高まった状態で活動しているからです。

わかりにくい変化としては、特定の器官もその機能を調整して、あなたが一連のプロセスを切り抜けられるようサポートするということです。子育てに関しては乳房が、消化に関しては胃腸が、別離に関しては皮膚が、そして精神力（強さ）に関しては筋肉が、それぞれに変化します。一般的に、すべての疾病の生物学的原因として考えられるのは、問題が再び起こったときに、前回よりもその「闘争・逃走」状況にうまく対応できるよう体が準備しているということです。

私たちは永久にストレスを抱えたまま生きていられるようにプログラムされてはいません。ストレスが生じても、ある時点で問題の解決法を見つけられることがあります。すると、変化していた器官を修復・再生するというかたちで体が反応します。そこで「交感神経系」から「副交感神経系」へとバトンタッチされるのです。

副交感神経系

副交感神経系は交感神経系とは対照的です。副交感神経系が活性化しているとき、つまり「修復・再生」段階にあるとき、人は疲労を感じることが多く、痛みがある場合は別として、ほとんどリラックス状態になります。副交感神経系が活性化しているときの典型的な状態としては、次のようなものがあります。

○疲労・倦怠感
○食欲旺盛
○体重増加
○体や手足が温まる
○低血圧
○心拍数減少
○血管拡張
○発汗・皮膚や体のほてり
○発熱

科学データが裏付けているように、ほぼすべての疾病の原因がストレスに起因するということが事実だとすると、そのストレス後のどこかの時点で、ストレスの原因となったショッキングな問題を解決することがあるかもしれません。「かもしれない」と言うのは、そのストレスを生んだ出来事が決して解決されないこともあるからです。その場合、体は継続的にストレス状態にとどまってしまいます。

疾病における二つの神経系

これまでの研究で、「交感神経系」「副交換神経系」という二つの神経系がすべての疾病において何らかの役割を果たしていることがわかりました——前半のストレス段階と、後半の修復・再生段階で、役割分担しています。生物学者や医療専門家も、この交感神経系と副交感神経系という二つの異なる神経系の存在を認識していますが、まだ両者を結びつけて考えてはいません。

交感神経系と副交感神経系は、通常「自律神経系」と呼ばれています（自律とは「心（意志）に支配されていない」という意味です）。次の表からわかるように、この二つの神経系は互いにバランスを保ちながら、体内のほぼすべての組織に直接的または間接的に影響を及ぼしています。

器官	交感神経系	副交感神経系
心臓	心拍数・心収縮力の増加	心拍数・心収縮力の減少
肺	気管支筋の弛緩	気管支筋の収縮
瞳孔（虹彩）	拡大	縮小
腸	運動抑制	運動・消化・分泌の促進
膀胱	膀胱壁の筋肉の弛緩 膀胱括約筋の収縮	膀胱壁の筋肉の収縮 膀胱括約筋の弛緩

腎臓	尿分泌の抑制	尿分泌の促進

この二つの異なる神経系は絶えず働いています。たいてい日中は交感神経系が活性化状態にあり、夜間になると副交感神経系が働きます。しかし、ショッキングでストレスを感じる出来事が起こると、問題が解決するまで体は交感神経系の活性化状態にとどまります。解決に至ると、副交感神経系の活性化状態に入ります。

日中にショックを受けて交感神経系の活性化状態にあった場合、夜になっても熟睡できないことがあります。何度も寝返りを打ちながら、浅い眠りにつきます。最悪の場合、不眠症になることもあるでしょう。

たとえばこれまでの経験のなかでも、大事な仕事の面接や試験の前夜などに眠れなくなったことがある方は多いでしょう。そのような状況で眠れなくなるのは珍しいことではありません。採用・不採用もしくは合格・不合格を知って、ストレス状況が逆転すると、それに続く結果は二通りにわかれます。つまり、不採用・不合格の場合は、採用・合格を勝ち取るか諦めるまでストレスが継続。採用・合格の場合は、すべてが解決します。ストレスが解消されると（UDINショックの反転）、休息を必要とするでしょう。この時期に、風邪を引いたり軽い下痢を起こすことも珍しくありません。体が火照ったり、汗ばんだり、どこかに不調をきたすこともあります。体に限界までストレスを加えた場合も同様です。たとえば、マラソンに出ると疲れ果てて休息を必要とするのと同じことです。

この二つの神経系の機能は正常なもので、医学文献にも明確に記載されています。しかし、はっきり認識されていないのは、UDINショックによる交感神経系の活性化状態が長引いた場合の影響力です。このUDINショックを生んだ出来事が非常に強烈なもので、しかも長期にわたって続いた場合、器官が疲労したり障害が生じることもあります。たとえば、副腎疲労症候群（燃え尽き症候群・慢性疲労症候群）、頻拍・頻脈、急激な体重減少（甲状腺機能亢進症）、高血圧症などの診断を受けることもあります。

私たちは毎日ショックを受けていて、その中にはUDINショックもありますが、そのほとんどは浅いショックで、すぐに解決します。ときには、いずれかの神経系が活性化状態になったまま切り替わらなかったり、ショックが繰り返し起こることもあります。特定のサイクルを何度も繰り返す可能性もあります。

疾病の六段階

ACEの捉え方では、すべての疾病は感情が大きく揺さぶられる出来事（UDINショック）とそれに続く継続的なストレス（ストレス段階）が原因となっています。UDINショックが覆されると（UDIN反転）、体が副交感神経系の活性化状態に入ります。副交感神経系の活性化状態では、その前半で体が自己修復し（修復段階）、次に生物学的な試練に直面します。これが「スパイク」段階です。このスパイクによって、病気のときに現れるさまざまな症状にも説明がつきます（スパイクについては第

7章で詳細を述べます）。後半になると、体は再生段階に入ります。どうやら、いかなる疾病・疾患の症状もこの「疾病の六段階」を用いて説明がつきそうです。下の図はこの六段階を示しています。

六段階を理解する

疾病が発症する前は気分良好です。健康で、日中は起きていて夜になると眠るという生活のリズムを刻んでいます。ところで次のような状況を想像してみましょう。仕事に忙殺され、自分を追い込み、睡眠時間を減らして懸命に働きます。食事はファーストフード、大量のコーヒー、アルコールの過剰摂取、そして運動不足。このような生活をしていると、バイタリティーもエネルギーも枯渇してしまいます。重要なのは、ＵＤＩＮショックの影響は健康なときにも受けることはありますが、たいていの場合、バ

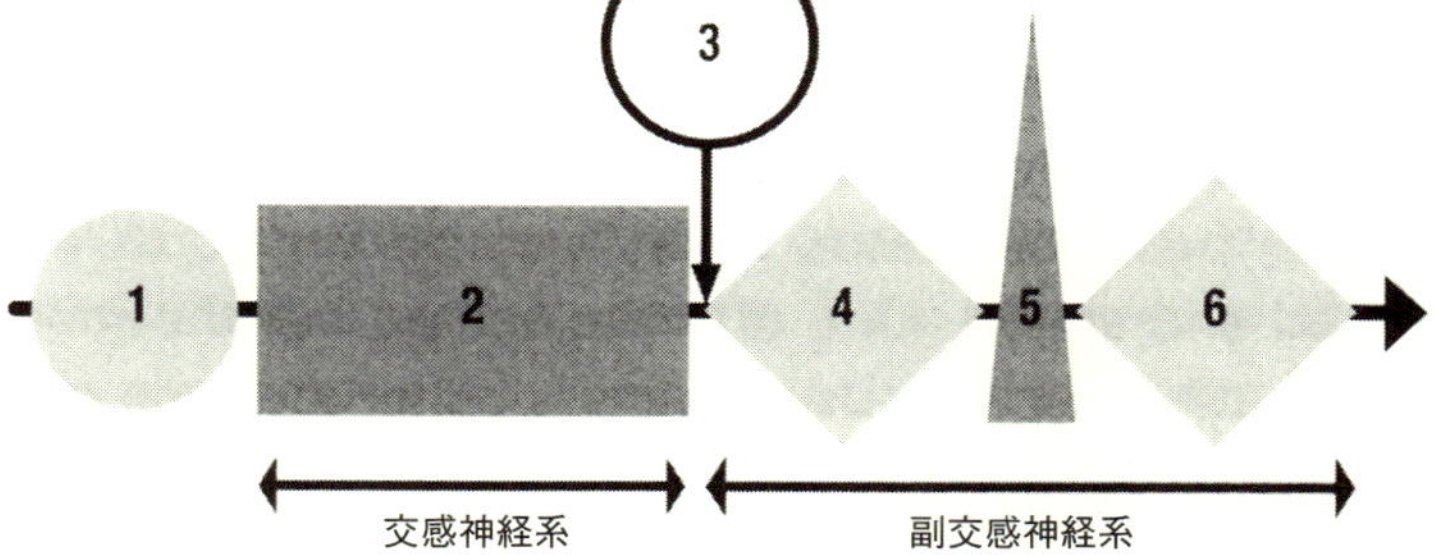

疾病の六段階：

1．**UDIN**
2．**ストレス段階**：冷感・交感神経系の活性化状態
3．**UDIN反転**：自覚する場合と無自覚の場合あり
4．**修復段階**：熱感・副交感神経系の活性化状態――休息・快復期
5．**スパイク**：短期的・交感神経系の活性化状態・体に多大なストレス――心と体と心臓に対する試練
6．**再生段階**：副交感神経系の活性化状態・エネルギー補給

イタリティーや生命力が落ちているときにストレス状況は起こりやすいということです。それでは、疾病の六段階を見てみましょう。

1. UDIN

UDINショックは、まったく油断しているときに起こります。予期せぬ（Unexpected）、強烈な（Dramatic）、孤立無援の（Isolating）ショックで、問題に対処する術がない（No Strategy）状況になるものをUDINショックと呼びます。UDINショックが起こっているとき、脳はすべてを記録しています。すなわち、見たこと、聞いたこと、感じたこと、味、匂い、そして特有の言葉が記録され格納されるというわけです。

このように知覚したものの中の一つが、もっとも大きなエネルギーを持っていて付きまとうことになります。それは誰かの声音であったり、自分に向けられた表情であったり、たとえば一粒の宝石の場合もあります。鮮明な球体が脳の特定の部位に現れますが（CTスキャンではリング状となって確認されます）、その特定部位は、UDINショックをもっとも効率よく処理するために選ばれた器官と結びついています。この球体は、ショックにまつわる閉じ込められたエネルギーすべてを抱えていて、さらに心臓を介してエネルギー波を発信しています。発信されたエネルギーは、体全体を駆けめぐるだけでなく、電磁波として体外にも向かいます。すると今度は思考が影響を受け、あらゆる感情が胃腸に保存されます。そして社会的な態度や反応の仕方も変化し、自分の居場所や環境も大きく変わるのです。

2. ストレス段階

冷感・交感神経系の活性化

第二ステージでは通常、ストレスを感じます。手足が冷え、食欲が減退します（ただでさえ小食になるのに、食事もファーストフードが増え、加工食品などの糖分が高い、酸性のものを摂りがちです）。この時期には、甘い炭水化物や娯楽目的の麻薬に手を出したり、水分を過剰に摂取することもあります。そうすることで、ストレスから逃れようとするのです。食事を抜いたり、血圧が上がることもあり、冷や汗が出ることもあるかもしれません。強迫観念がつきまとうこともあります。このストレス段階が短期間でも続くと、体重が減ります。血液は、消化管から筋肉や生命維持に不可欠の重要な器官へと向かうため、これが食欲減退の原因となります。

グルコースの生産が増え、アドレナリン分泌が増加して反応が素早くなります。さらに睡眠が不規則になり、睡眠時間も減ります。不眠も珍しくありません。影響を受けていた器官は、次に挙げるどちらかの方法で変化します。一つ目はネクローシス（細胞死）で、血管や気管支などの管を広げるために起こり、結果として液体・空気がその管内を通りやすくなります。二つ目は細胞を増殖するという方法で、たとえば腸細胞を増殖して消化を助けたり、分泌腺の細胞を増殖して母乳生産を促し、子どもの成長を助けたりします。

器官の種類と体内での取り決めに基づいて、真菌・バクテリア・ウイルスなどが増殖しますが、その増殖は血液中で起こるため気づかれません。これらの微生物は不活性状態にあり、その増殖数は、先述のネクローシスもしくは増殖した器官細胞の数に比例しています。ということはつまり、増殖した器官細胞の数だけバクテリア細胞が血液中に増殖するということです。ただし、バクテリアが増殖するのは、当人がバクテリアにさらされているか、体内にバクテリアが存在している場合のみです。この時期、細胞減少に応じて一定量のウイルスが生産されます。体内に必要量の真菌、バクテリア、ウイルスが存在しないこともありますが、その場合は、体が外部環境から調達します。調達できなければ、微生物は生産されません。

体内に寄生生物が集合することもあります。寄生生物は体から水銀などの重金属を除去する能力に長けているようです。体は、寄生生物の数も決定します。ストレス段階では、寄生生物が増殖して次の段階に備えています[注1]。寄生生物は酸性環境で増殖しますが、ちょうどストレス段階にあるときの体は酸性になっています。

ストレス段階の典型的な症状としては、便秘、部分的な筋力低下、過剰なエネルギーなどが挙げられるでしょう。また、粘液がからむことなく楽に深呼吸できます。皮膚が剥離したり、嗅覚が鋭くなったり、（乳腺など）接触に敏感になったり、表皮の下の層（真皮）が肥厚することもあります。

3. ＵＤＩＮ反転

自覚するプロセス・無自覚のプロセス

ＵＤＩＮ反転の段階では、ＵＤＩＮショックが解消されます。解消されたことを自覚・認識することもありますが、まったく無意識のうちに解消していることもあります。認識する場合の例としては、精神的に疲れる相手と絶縁した場合、または議論が完全に終結した場合などが挙げられます。

一方、無意識のうちの解決とは、寝ているあいだに解消された場合などを指します。具合が悪くてベッドに入ったのに、起きたら治っていたなどです。何かが引き金となって、ある人物を無意識に連想することが、ショックの解消になることもあります。ショックは、それを引き起こしたときと同じようなきっかけで反転します。ただし、その引き金とはまったく反対のもの――つまり異なる口調や真逆の光景などがきっかけとなります。ショックが起きた場面で見たのが、相手の憤慨したしかめっ面だとすると、今度は誰かが心からの微笑みを向けてくれたときに、ショックが反転することがあります。この時点で、さまざまな症状が出はじめ、次の「修復段階」の感覚を経験しはじめます。たとえば、世界中の重荷を背負っているような感覚がふと軽くなったような気がします。

4. 修復段階

熱感・副交感神経系の活性化・休息と快復

この段階はＵＤＩＮ反転の直後にスタートします。現れる症状が不快に思えてきます。ＵＤＩＮの反転が起こると、すぐに安堵感が訪れます。もともとのストレスの種類によっては、この修復段階に特有の苦しい症状がなかなか現れないこともあります。たとえば、会議中になにか大きな問題を解決できたとしましょう。するとまず、鼻水など鼻風邪の症状が現れ、疲労を感じたあなたはコーヒーを飲むなどして自分に少し圧力（ストレス）をかけます。その夜は外食の予定をしているのに、症状が悪化してしまいます。喉も痛みはじめ、風邪薬を服用します。薬には恐らくカフェインが含まれているので、あなたは風邪の症状を撃退するために体にさらなる圧力を加えたことになります。そして翌朝、目覚めると風邪を引いているのです。

この時期、ストレス下にあった器官が修復に取りかかります。たとえば、ストレス段階で血流を促すために血管を広げていたとすると、細胞は減少していますので、その状態を修復する必要があります。すなわち、ストレス段階で減少させていた細胞を補充する必要があるというわけです。結果的に、血管が膨張して血流が制限されます。筋肉も修復されて腫れが起こります。この修復作業は、体が真菌、バクテリア、ウイルスと均衡を保ちながらおこないます。これらの微生物は、ストレス段階で血中に増殖していたものです。

器官の細胞が増殖していた場合（たとえば、腸内や乳腺で細胞が増殖していた場合）、その余分な細胞はもう不要になるので、真菌やバクテリアが摂食します。体内にバクテリアが存在しない場合、余分な細胞はカプセル化されます。つまり、余分な細胞を極薄の膜で囲んで不活性状態にします。胃腸内では、アルカリ性環境を好まない寄生生物が全滅しはじめます。もう役割を終えているからです。

このプロセスをサポートするには余分に水分が必要なため、修復を必要とする器官で膨張が起こるのは通常の反応といえます。この時期に痛みをおぼえるのは、この膨張が原因です。しかし過度の膨張は、腎臓の集合管に起こる症状（以下、「腎集合管症候群」。130ページ参照）に起因しています。体はすべての血液を消化管へ向かわせるため、手足が温かくなります。血圧は低く、体温は平熱より高くなり、たいていは発熱します。さらに発汗、熱感もあるでしょう。疲労をおぼえ、消化管に届く血液は通常時よりも増し、少しずつ食欲が戻ります（再生段階に見られる食欲快復とは異なります）。ここで注意しなければならないのは、抗真菌剤や抗生物質、抗ウイルス剤は体の自然なバランス（真菌、細菌、ウイルスなどの微生物バランス）を崩してしまうということです。しかし、重症の場合は、これらの医療介入が命を救うということも理解しておかなければなりません。

5. スパイク

交感神経系の短期活性化・体に多大なストレス・心と体と心臓に対する試練

スパイクは疾病のプロセスにおいてもっとも重要な段階となりますので、詳細については第7章で述べています。ほとんどの人が「症状・問題がぶり返した」もしくは「症状が悪化した」と考えるのは、このスパイク段階です。スパイクはまるで生物学的な試練のように現れるだけでなく、別の目的も備えています。その目的とは、修復段階で使った水分を絞り出すことです。スパイクが試練であるのは、その症状が急性であったり、場合によっては致命的にすらなりうるからです。たとえば心停止などというかたちで襲ってくることもあります。

典型的なスパイクの症状としては、直前まで完全にリラックスしていたのに突然パニックを起こしたり、頭痛が生じたり（軽い頭痛から偏頭痛までさまざまです）、筋肉けいれん、てんかん発作・咳こみやくしゃみの発作を起こしたり、激しいかゆみに襲われる、などがあります。この時期に多尿になることも珍しくありません。日中の水分摂取量を超える量の水分を排泄するでしょう。スパイクは、修復段階のスタート地点から再生段階の終了地点までのちょうど中間地点で起こります。

6. 再生段階

副交感神経系の活性化・エネルギー補給

スパイクが終了すると、再生段階に入ります。この時期、まだ不調を感じるものの、大きな痛みは消えています。感染症状はおさまりますが、まだ通常の状態には戻っていません。この時期になると食欲が増し、猛烈な空腹を感じることもあります。体内の蓄えも立て直すので、体重も増加します。ここで主要な修復が完了します。

しかし、今度は影響を受けていた器官が快復しているかどうかを確かめなければなりません。再び起こるかもしれない症状・問題にその器官が対応できるまで快復しているかを、体が確認するというわけです。ここで見られるのは再生の象徴とも言える瘢痕です。

筋肉が張り、骨折していた部位は周囲よりも骨の強度が増します。皮膚は肥厚し、器官もたいてい丈夫になります。再生が完了する過程で、さらなる症状が起こります。腸壁の再生中に、腹部に痛みを感じたり、特定の食物に敏感になることもあるでしょう。風邪を引いたりして細胞が傷ついている場合は、鼻腔、喉頭、気管支もしくはそれらすべての細胞壁が再生されます。その過程で、呼吸困難やくしゃみが起こったり、細胞壁を修復する際に分泌され今では不要となった粘液を吐き出したりします。

わかりやすい例で言えば、切り傷ができたときの皮膚の腫れなどがそうです。表面下で修復・再生が進むと、かさぶたは不要になって剥がれ落ち、傷跡が残ります。気管支粘膜でも同様で、鼻をかんだり痰を吐いたりするときに不要となった細胞に気づくでしょう。黄色、茶色、もしくは血の混じったような痰が出ます。このときもし気管支を観察することができたなら、瘢痕が確認できるはずです。

再生段階が終盤をむかえると、一連のプロセスも完了します。気分が良くなり、エネルギーも快復します。時間がかかることもあるでしょう。ストレス段階が激しければ、この再生段階も長引くからです。この時期、プロセスの名残が見られるかもしれません。かさぶたが剥がれ落ちるまでに数日かかったり、気管支や鼻腔がまだ詰まっていることもあります。詰まっているものは、咳をしたり鼻をかんだりして排出します。特定の食物に敏感になっていた腸も通常の反応をするようになり、器官の膨張もおさまります。痛みは弱まり、やがて感じなくなるでしょう。

次第に調子を戻し、再生段階で現れていたあらゆる名残やさまざまな症状もなくなります。ただ、かさぶたやカプセル化細胞（極薄の膜で覆われた増殖細胞）、古くなった組織片などは残るかもしれませんが、もはやなんの役割も担っていません。ほとんどの場合は、気分も良くなって、通常の身体機能も再開します。病変部位に増殖した余分な細胞もなくなるでしょう。瘢痕は残るかもしれません（瘢痕は元の組織より強固になっていますが、それほど耐久性はありません）。修復・再生段階で増殖した余分な皮膚や骨などは、できものとしてカプセル化されたり、骨の周囲で石灰化することがありますが、取り除くこともできます。細胞が減少したまま終わることもあります。ニキビの跡のくぼみなどがそうです。この段階になると、気分も爽快で、昼夜のリズムも元に戻ります。

六段階が起こるタイミング

この六段階について注目すべき面白い点は、ほとんどの場合（絶対ではありません）、ストレス段階の期間が、修復・スパイク・再生段階の合計期間と等しいということです。そしてスパイクは時間的にちょうど中間地点で起こります。したがって、ＡＣＥ上級レベルのプラクティショナーなら、クライアントから十分な情報を得ることができれば、任意の段階の開始時点をもとにして、その疾病プロセスの開始時点を正確に割り出すことができるはずです。私がクライアントに取り組むときは、いつもそうしています。修復段階の苦しい症状が現れたのはいつ頃なのかを知り、スパイクが起こるタイミングを測定できれば、ＵＤＩＮショックがどの時点で起きたのかを正確に割り出すことができます。さらに、どの時点で調子が好転するかもクライアントにお伝えできます。そうして心の準備ができていれば、体に起こっていることは予め仕組まれたこと――つまり予定通りの自己治癒が起こっているということをわかった上で、不安なくスパイクを乗り切ることができるのです。

体内に存在するバクテリア

体内にバクテリアは必要不可欠なものですが、抗生物質の服用などによってバクテリアが体内に存在しない場合があります。すると、体は必要なバクテリアを周囲から調達して修復段階を完了させます。

もしもこの時期に休暇や海外に出ている場合は注意しなければなりません。出かける前になると、たいてい人は気がふれたかのように準備に奔走します。自らにプレッシャーをかけ、口論が起こることも珍しくありません（とくにパートナーや配偶者と揉めます）。上司から、普段なら一週間はかかるような煩雑な業務を二日で仕上げろなどと言われることもあるでしょう。そうなると必死に残業までして仕上げるしかありません。苛立ち、怒りがこみ上げてきます。貴重な時間を奪うような事態が勃発して、状況は悪くなるばかり。このあたりで一、二度ＵＤＩＮショックに襲われることも大いにあり得るでしょう。これがストレス段階です。やっとのことで目的地にたどり着き、羽を伸ばします。この時点でＵＤＩＮ反転の段階に入ります。パートナーと仲直りし、上司のことも仕事のことも忘れます。怒りや苛立ちも忘れ去りました。

ここで問題が生じます。現代では、私たちの多くが無菌環境で暮らしています。抗菌石鹸や抗菌性洗剤、毎日の入浴。抗生物質を服用したり、抗生剤を含む食物を口にすることもあるでしょう。そのような無菌状態にあると、自己治癒に必要なバクテリアが胃腸に存在しないこともしばしばです。すると体は休暇先の地元の食事など、周囲の環境からバクテリアを摂取します。そうして休暇に入って数日後、下痢を起こす羽目になります（これがスパイクです）。地元の食材や調理方法が悪いわけではありません。なるほど、衛生状態が悪いこともありますが、それが原因なのではなく、体が修復段階を完了するために必要なウイルス、バクテリア、真菌、寄生生物などを手当たり次第に調達して活用した結果、下痢になるのです。外国では、バクテリアも自分が育った環境のものとは種類や性質が異なるため、とりわけ激しい反応を起こすことがあります。

外国に行けば微生物も異なります。地元の人たちは地元の食材を口にしてもあなたと同じ反応は起こしません。友人のエジプト人、ハレド・アルダマラウィ医師から聞いたのですが、カイロではもっとも健康な子どもは最貧困層の子どもたちだそうです。道端で遊んでいるうちに微生物を貯めこむので、抗生物質やワクチンを摂取する余裕がないにもかかわらず、裕福な家庭の子どもたちが抱える健康問題などとは無縁だそうです。エジプトでは、この社会的矛盾に首をかしげる人が多いそうですが、疾病の六段階を知り、微生物が体や環境と均衡を保ちながら作用していることを理解した友人は、ほかの仮説に比べると、よほど納得がいくと話していました。

話を六段階に戻しましょう。たいていの場合、健康な人なら疾病の全プロセスを通過します。すなわち、ストレス段階から進んで、間にスパイクをはさんだ「修復・再生段階」を経験します。普通ならこのプロセスはエレガントなタイミングで進んでいきますが、その流れが損なわれることがあります。娯楽目的の麻薬や刺激物（カフェインなど）、薬局で市販している薬――アセチルサリチル酸（アスピリン）やアセトアミノフェン（パラセタモール鎮痛剤）、コデイン、イブプロフェン、抗炎症薬など――を服用すると、疾病プロセスのタイミングが狂うのです。なぜなら、そのような刺激物や鎮痛剤は、体を刺激して疾病のプロセスを長引かせるからです。

膨張：腎集合管症候群

治癒過程で起こる過度の膨張は、腎集合管症候群に起因しています。ほかで起こっている症状とは別問題で、腎臓のとくに体内水分量を調節する部分と関連しています。この膨張を引き起こすＵＤＩＮショックには、徹底的に見捨てられたような感覚や完全なる孤独、「もう生きていけない」という思いなどが挙げられます。末期患者や高齢者（とくに病後療養所の入所者）は、しばしばこのタイプのＵＤＩＮショックを受けることがあります。彼らは文字通り、死を待っているような気持ちでいるからです。体が水分を貯留するのは、脱水症状による死を防ぐためです。腎集合管症候群の起源は何百万年も昔にさかのぼります。人類が、いかなる避難場所もない環境で、猛暑もしくは極寒に見舞われ、生存システムが必要になったときに、この症候群が現れました。

このタイプのＵＤＩＮショックが起こると、修復・再生段階にある器官内とその周辺では集中的に水分が貯留されます。腎集合管症候群が生じていると、大量のアルコール摂取後に腹部が膨張したり、スポーツをして脚やくるぶしが腫れたりすることがあります。修復・再生段階にある部分なら体のどこにでも腫れは起こります。慢性病のように、症状が何度も繰り返されることもあるでしょう。関節炎が再発することもあれば、通常の食事量で体重が増加してしまうこともあります（通常通りの食事しかしていないのに、一晩で体重が何ポンドも増えた人たちを実際に知っています）。

白血病も腎集合管症候群の極端な一例です。白血病は、骨髄の修復・再生段階で現れる症状で、骨髄はこの腎集合管症候群と協力して治癒します。ほかの例としては、関節や手足全体の腫れも挙げられます。膝が小ぶりのメロンほどに腫れあがったクライアントもいました。彼はあまりの痛みに、膝上で切断してほしいと外科医に相談していたそうです。

喉頭炎——恐怖心

私の息子は、喉頭炎（喉頭気管気管支炎）を発症することがあります。喉頭炎は、たいていの場合、上気道の急性ウイルス感染によって引き起こされます。幼い子どもによく見られる呼吸器の疾患です。医療専門家は原因不明としていますが、ACEの観点から見ると、喉頭炎の原因は単純なもので、簡単に説明がつき対応もできます。

息子は恐らく幼稚園でUDINショックを受けるのでしょう。UDINショックの典型的な例としては、誰かに叩かれるかもしれないという恐怖や、お気に入りの玩具などを奪われるかもしれないという不安です。UDINが反転するまでは、ストレス段階が続きます。ストレス段階では気管の上部が影響を受けていますが、目立った身体的症状はありません。ただ、行動面・環境面で興奮状態にあり、就寝時間になってもベッドに入るのを拒んだり、食べるのを嫌がったりします。エネルギーを持て余し、幼稚園にも行きたがりません。まさしくストレス段階です。

UDINが反転すると、気管支の風邪（喉頭炎）を引きますが、同時に腎集合管症候群も発症します。肺が水分で膨らみ、起きているときは何の支障もありませんが、横になって眠ろうとすると、水分がゆっくりと喉へ流れていき、激しいクループ性の咳が襲います。医師にもステロイドを処方するぐらいしか手の施しようがありません。そのステロイドは症状を逆行させて、体を元のストレス段階に押し戻してしまいます。風邪の症状を抑えるために、抗生剤が処方されることもあります。薬が効くまでに数日かかり、しかも症状はほとんど改善されません。なぜなら、喉頭炎はウイルス性の感染症であって、バクテリアとは無関係だからです。

対処法はとても簡単です。この段階になると、私は息子のオリバーをベッドに座らせて、枕で支えます。すると咳もせず眠り、すぐに快復します。もうそろそろ物心がつく年頃になってきたので、二人でUDINショックの解消に取り組もうかと思っています。とは言っても、昨年、喉頭炎が発症したのは一度だけでした。二〇一三年、息子は四歳になります。

私は当初、腎集合管症候群は解消できないと教わっていました。そして何年にもわたって、クライアントのためにこの問題を解決できないかと試行錯誤しましたが、成果はありませんでした。転機は、デンマークのある女性から相談を受けたときに訪れました。腕が三倍に膨れ上がっていた彼女は激痛に苦しんでいて、大きな叫び声をあげるため、住んでいた五階建てテラスハウスの住人たちは眠れないほどでした。私は夜を徹して十八時間、彼女の問題に取り組みました。やがて腫れが治まり、腕も通常の太さになりました。

その後も、手足の腫れに悩むクライアントの相談に乗り、何度も成功を収めましたが、UDINショックを見つけ出すのには長時間かかりました。そのうちの一人、スージー・シェルマディンはEFTとマトリックス・リインプリンティングのトレーナーでしたが、二ケ月以上も上歯肉の腫れに悩んでいて、話すこともままならないほどでした。しかし二人で問題に取り組んでいたときにスージーがＵＤＩＮショックの瞬間を解消し（ＵＤＩＮ反転）、一晩で腫れが引いてしまいました。

ＡＣＥ開発後、それまで見つけ出すのに何時間もかかっていたＵＤＩＮショックを、ほんの数分で見つけられるようになりました。結果、この腎集合管症候群に対する認識は、激しい痛みをともない命を脅かすものから、簡単に対処できるものへと変わりました。

ダイアナ・ステファニー・ハニヤディ博士は、医師であり、私のＡＣＥマスター・コースの受講生でもあるのですが、この症候群の話を聞いて次のように言っていました。「医師が診療中に行き当たる疾病のうち、半分以上はこの腎集合管症候群によって説明がつきます」と。そして、現れる症状が実際よりも重く感じられる理由は、この症候群にあるのではないかという見解に、彼女も同意していました。

医師はこうした水分貯留を軽減させるために利尿剤を処方しますが、この症候群に対してはあまり効果がないようです。確かに、腫れが悪化することはありませんが、治まりもしません。この症状に対してよく処方されるステロイドは、問題を悪化させることがあります。腎臓は、エネルギー的な理由があってより多くの水分を生産しようとするのですが、ステロイドはその働きに拍車をかけて、水分貯留と腫れを増大させるのです。

自然治癒

具合が悪いときは、どんな場合でも医師の診断を受けることをお勧めします。しかし、もし可能なら、薬を服用しないで体に治癒の六段階を経験させてみましょう。健康な人の多くは、それで治癒してしまいます。ほとんどの場合、人が痛みや不調を訴えるのは修復・再生段階です。薬やそのほかの療法は、治癒過程を遅らせることがあり、快復の邪魔をすることもあります。いずれにしても、疾病のプロセスは完了させなければなりません。

私は薬に反対しているわけではありません。ときには、薬の作用がプラスになることもあります。複数の脳腫瘍を抱えたクライアントがいましたが、彼女の場合は薬の作用がプラスに働きました。少量のステロイド剤を投与され、それが功を奏したのです。それまで一ヶ月も寝たきり状態で、頭を動かすたびにひどい頭痛に襲われるため、頭を動かせずにいたそうです。脳腫瘍のほとんどは、脳にできたリングに起因していて、腎集合管症候群と併行して治癒する過程にあるものだと私は考えています。腫瘍は、脳の中継地点およびその周辺に余分な水分を集めます。それは修復もしくは再生段階のプロセスにあたります。

心臓障害を起こした患者には、よく少量のアセチルサリチル酸（アスピリン）が処方されますが、これを服用すると患者は軽度のストレス段階に留まることになります。私の義理の父も、毎日少量のアスピリンを服用しています。一九九九年に三度にわたるバイパス手術を受けてからのことです。義父は常に軽度のストレス状態にあり、あらゆることに軽い不安を感じています。しかし、これは良い徴候なのです。というのも、もし彼が修復段階に進めば、スパイク段階に起こる心不全に再度襲われる可能性があり、彼の七十歳を超える年齢を考えると非常に厄介なことになるでしょう。したがって、完全に問題（症状）を解消してしまうよりも、少しのストレスを残しておいた方がいいのです。それに義父はこの軽い不安を抱えて生活することに満足しているようです。

欧米社会では多くの人が、日常的にストレスの多い環境で生活しています。毎日大量の紅茶やコーヒーを摂取するだけでも体にストレスがかかっています。以前、私は食品関連の刺激物を摂取するのを一切やめてしまったことがあります。紅茶、コーヒー、砂糖、加工食品をすべて断って、食品によるストレスがない生活を目指し、赤身肉もやめました。動物が解体場で屠殺されるとき、ストレスで恐怖が集結し、アドレナリンがその体内を駆け巡るからです。普段あまりステーキを口にしない人が、たまにヒレステーキなどを食べたりすると、屠殺された動物の血液内のアドレナリンが取り込まれ、そのエネルギーが押し寄せてくるのを感じるでしょう[注2]。

食品によるストレスがない生活はとても心地よく、私はその食生活を続けようとしました。ついでに体重も理想的な数値に下がったのです。しかし、世界中を旅しながらさまざまな国の人たちと過ごす生活をしていると、こうした食生活を貫くのは難しいのが現実です。

実を言うと私たちは、治癒マシーンなのです。人は毎日のように何らかの方法で六段階を出入りしていて、体は各段階で現れる症状・問題に簡単に適応し対処しています。私たちはもともと、そのようにできているのです。問題が深刻化するのは、UDINショックのように深く強烈なショックを受けた場合や、ショックが繰り返される場合だけです。慢性病やがんではショックが繰り返し起こりますが、それはたいてい、本人がＵＤＩＮを切り抜けられないと思い込んでしまうことが原因となります。

人が日常的にこの六段階を通過していることを示す例を挙げましょう。イギリスのブリストルでセミナーをおこない、ちょうど六段階について話していたときのことです。アシスタントの一人が部屋の奥でパソコンに向かってタイプしていたのですが、ジョンというエージェントの一人がその音に心底苛立ち、耳鳴りがはじまりました（これは聴覚に関連する葛藤のストレス段階です）。耳鳴りはキーボードを打つ音とまったく同じ周波数で起こりました。耳鳴りとはそういうもので、耳鳴りの周波数は、聞きたくない音や声の周波数と一致するのです。耳障りなタイピングの音を聞き続けて三十分が経ち、ジョンはアシスタントにタイピングをやめて欲しいと丁寧に頼みました。アシスタントは謝ってタイピングをやめました。するとジョンはその後三十分のあいだ、軽い聴力障害を経験しました。その三十分間のちょうど中間地点で（つまり約十五分後）、一分間ほど小さく打ちつけるような音が鼓膜の中で聞こえました。それがスパイクでした。その後、問題は完全に解消しました。

このような状況で起こる痛みやうずきの大半は、気づいたら消えています。この六段階のプロセスを実証する論文などはまだ発表されていません。しかし、この六段階はあまりにも見事に機能しているため、経験に基づいた証拠として否定しがたいように思います。

思い出していただきたいのは、この六段階が交感神経系とそれに続く副交感神経系と関係しているということです。医療業界もこの二つの神経系については完全に認識していますが、まだ二つを結びつけられていません。これまで何度も、この六段階のおかげで、私もＡＣＥトレーニング受講者も、疾病プロセスの根本原因を正確に探しだすことができました。クライアントが経験した特有の変化を調べてさかのぼり、その根本原因を見つけ出すことができるのです。

疾病の六段階の証拠

前述したブルース・リプトンの画期的名著『思考のすごい力——心はいかにして細胞をコントロールするか』に、ストレス・修復・スパイク・再生段階のつながりを指し示す証拠がいくつか提示されています[注3]。人間の体内では五十兆個におよぶ細胞が機能・修復に励んでいますが、以前は、そのプロセスは同時に起こっているものだと考えられていました。ところが、リプトンはそうではないことに気づきました。

「増殖と防衛を支えるメカニズムは同時に機能できません。細胞は前と後ろに同時に進むことはできないのです」[注4]

この理論は、すでに認識されている二つの異なる神経系——つまり細胞と同様、異なるタイミングで機能する交感神経系と副交感神経系の概念と合致しています。

また、二〇〇五年に発表されたヴェンテゴットらによる論文では、ゲールト・ハマー博士の研究を検証し、それ以前のアーロン・アントノフスキー、アブラハム・ハロルド・マズロー、ヴィクトール・エミール・フランクルらの学説にも言及していて、この六段階の真実性を示唆しています［注5］。
がん生物学の助教で上級研究員でもあるジョージ・クーリック博士は、アメリカのウェブマガジン『サイエンス・デイリー』に次のような記事を書いています。

「ウェイク・フォレスト大学医学部の研究者らが報告したところによると、ストレスホルモンの一種であるエピネフリンが、前立腺がん細胞や乳がん細胞を変化させ、それらが細胞死するのを抵抗させている可能性があるという。このデータから推察できるのは、感情面でのストレスががん増殖の一因となっているかもしれないということである。また、そうしたストレスががん治療の効果を低下させているということも考えられる」［注6］

ある種の細胞、たとえば前立腺がん細胞や小葉がん細胞などは、ストレス段階で増殖します。腫瘍を縮小させるがん治療の多くに効果が現れないのは、このようなわけです。すなわち、化学療法や放射線治療といった従来の治療は、体に多大なストレスを与えるので、効果が上がらないのです。

不思議なことに、科学者はシャーレの細胞には興味を示すのに、ストレスと疾病の結びつきについてはいっさい考慮しません（疾病のほとんどが、ＵＤＩＮショックのあとに発症しているにもかかわらずです）。科学者は、細胞を検査されている患者と話し合うこともありません。心と体がつながっていることは理解しているのに、細胞群を研究するときには、その重要な要因を研究対象から外してしまっているのです。医療科学研究における根本的な誤りは、細胞に影響を及ぼす「心」が研究対象になっていないという点にあります。リン・マクタガートはその著書『意思のサイエンス』（ＰＨＰ研究所）で、心の現象がいかにして体細胞を含むすべてに影響を与えるかについて非常に詳しく述べています。

医療専門家は、がんが増殖する理由を知りません。がんの種類によっては、ストレスを受けたあとに増殖するものがあること（大腸がんや小葉がんはその類です）、それらは普通、一年から三年後にたんなるシコリとなって現れることがあるなどとは、夢にも思っていません。修復・再生段階で増殖するがんもあります。白血病などがそうで、これは（腎集合管症候群と併行して治癒する）骨の修復段階にあたります――骨のストレス段階は、骨粗しょう症、つまり細胞の劣化というかたちで現れます。肝臓には胆嚢に続く管がありますが、ストレス段階では肝硬変が、修復段階では肝臓がん（肝細胞がん）が現れます。最近発表された興味深い発見によると、肝臓がんの原因と考えられるウイルスは、Ａ型・Ｂ型・Ｃ型・Ｄ型・Ｅ型・Ｇ型肝炎ウイスルだということです（Ｆ型ウイルスだけが含まれていませんが、これは肝炎に関連する仮想ウイルスです。一九九〇年以降、Ｆ型肝炎ウイルスだと考えられるものがいくつかありましたが、どれも実証されていません）。医療界では、この肝炎ウイルスを死滅させようという試みがおこなわれていますが、この時期、つまり修復段階にウイルスが現れる理由を考えたことはないのです。

転移――二次がん

恐れられている転移（二次がん）も、六段階によるものと考えられます。一般的な概念では、がん性細胞が体内を移動して無作為に特定の器官に付着すると考えられていますが、この理論は未だ実証されていません。科学的・医学的な根拠をほぼ持たない仮説というわけです。この仮説が立てられたのは、がん細胞によっては関係のない場所に現れるものがあるからです。卵巣がん細胞や精巣がん細胞などが体の別の場所、たとえば肺などに現れることがあります。しかし、このようなケースは全体の五パーセントかそれ以下です。こうした転移の理由としては、卵巣嚢胞の破裂が挙げられます。卵巣嚢胞の破裂はたいていの場合、腎集合管症候群が原因で起こります（130ページ参照）。つまり、この症候群によって過剰な水分が器官内およびその周辺に集まって膨張し、破裂するのです。そして破裂した細胞組織が体内を移動して他の器官に付着します。付着された器官から血液を供給するため、その細胞組織は増殖します。しかし、この細胞組織が惰性的に体に襲いかかる場合は別として、通常これが生命に危険を及ぼすことはありません。この細胞組織はいずれ増殖をやめるからです。卵巣嚢胞の場合なら、九ヶ月後に増殖が止まります。

転移の残り九十五パーセントについては、その二次がんが生じた器官そのものの細胞によって形成されます。たとえば乳がんなどの原発性がんの細胞が二次がんとして肺に形成されるのではありません。この二次がん細胞は肺細胞によって形成されています。

それでは、この二次がんの原因はなんなのでしょうか。がんなどの深刻な医療診断を受けたとき――

たとえば女性が乳がんと診断され、乳房切除の必要性を告げられたとしましょう。当然、UDINショックが何度も生じることになります。そして、その女性の反応によっては、度重なるUDINショックにより数々の二次がんが生じる可能性があります。その反応と二次がんの種類には、次のようなものがあります。

○死の不安：肺がん
○家族を養っていけないという不安：肝臓がん
○自尊心の深刻な欠如と挫折感：骨肉腫（とくに背骨）
○個人的危機（女性性を失う恐怖など）：リンパ節がん

これらのがんは、原発性がん（乳がん）から発生したのではなく、それぞれ別のUDINショックによって形成されるものです。

六段階を徹底的に調べれば、この事実が否定しがたいものだとわかるはずです。私も、そしてこれまでに私がトレーニングを指導してきた方たちも、この六段階が疑いようのない事実であると確信しています。顔にできるただの吹き出物から生死にかかわるがんに至るまで、すべての疾病は、六段階の過程で発生し、治癒します。その発症理由も治癒理由も、六段階によって説明できるのです。自然寛解でさえも、この六段階を経て起こります。いわゆる奇跡と呼ばれる自然寛解では、患者は死に至ってもおかしくないような発熱・発汗期を経て、峠を乗り越え治癒します。その峠が、実はスパイクなのです（161

ページ参照)。

次章では、特有の症状が現れたり消えたり、そして再発したりする理由について述べていきます。慢性疲労や湿疹が十年も続く理由、成人してもずっと過敏性腸症候群やニキビに悩む理由、多発性硬化症に襲われる理由、パーキンソン病患者の震えが夜間には起こらず日中になると起こる理由などについても説明します。また、突然アレルギーが発症する理由、アレルギーの引き金となるものに関しても述べます。

訳注12：先祖返りとは、生物が進化の過程で失った遺伝上の形質が子孫のある個体に偶然に出現する現象。

第６章　疾病の再発理由

「免疫システムはアレルギーに対抗するために進化したのではない。この果てしない進化の過程で、わざわざアレルギー反応などを進化させるだろうか？」

――ジョエル・ウェインストック博士（アメリカの作家・胃腸科専門医）

いったいどのような原因・理由があって、アレルギー、慢性病、再発性疾患、腫瘍の再増殖などは起こるのでしょうか。イエダニがぜんそくの原因なのでしょうか。なぜステロイド剤で湿疹は治らないのでしょう。粗悪な洗濯洗剤が発疹を引き起こすのでしょうか。過敏性腸症候群は、食べ物だけが原因なのでしょうか。そうだとすると、その特定の食べ物で発症する人と発症しない人がいる理由がわかりません。なぜ医療専門家、補完医療従事者、代替医療従事者の誰もが、これらの治療法を知らないのでしょうか。治しますと宣誓しておきながら、その誓いを果たさないことが多々あります。

ＡＣＥの考え方では、疾病プロセスには六段階あります。しかし、ずっと疾病を抱えているように思われる人もいます。これから六段階を進むということなのでしょうか。もしそうだとしたら、どのように進むのでしょうか。
こうした問いにお答えするには、疾病のきっかけを少し振り返ってみたほうがよいでしょう。疾病のきっかけ、つまりUDINショックについては徹底的に述べてきました（73ページ参照）。覚えていらっしゃるかと思いますが、特別な基準（UDIN）がそろうと、その葛藤的ショックが神経系に閉じ込められます。そしてそのショックが進行している間、脳、器官、心臓、行動面・環境面での状況がすべて変化し、あなたがその疾病のプロセスを切り抜けられるよう手助けをします。

UDINショックが起こると、その出来事にまつわる情報がすべて閉じ込められます。神経系は一つひとつの感覚、つまり誰かの声の調子、対象物の音、人の表情、ある光景、直接的な触れ合い、特別な匂いや味（その時期に食べた物など）などを記憶します。そしてその出来事（ショック）を保存して、日を改めて処理・解消しようとするのです。

私たちは連想を用いて物事を記憶しますので、UDINショックについても同じように処理します。たとえば、何か特別な音を耳にすると、そのショックが起こった瞬間を思い起こすよう、二つのことを結びつけるのです。何か外国の言葉を目にしても、その意味を教わるまでは記憶しないのと同じことです。

UDINショックについても同様のことが起こります。しかし、その出来事に直面するのは非常に苦しいため、体が出来事を記録して神経系に閉じ込めてしまいます。CTスキャンを撮れば、この閉じ込められたエネルギーを脳と器官の両方に確認できます。脳のCTスキャンでは、閉じ込められたエネルギーがリング状になって現れますが、その部位は、決められた器官（ショックの影響を受けた器官）と発生学上つながっています。その器官にもエネルギーがリング状となって現れるのです。次のウェブサ

イトにて、リングを示すCTスキャンの結果をいくつかご覧いただけます。www.whyamisick.com

閉じ込められたエネルギー

ピーター・フレイザーによると、この閉じ込められたエネルギーは定在波で、CTスキャンに用いる（X線）定在波と共振しています。これで、量子力学やミロ・ウルフの研究による「エネルギーが原子に作用して一緒にパターンを形成する」という学説にも納得できます。このことについては、次回作『どうすれば治るのか?』で詳しく述べる予定です。

ところで、このリング状のものは、実際にはボール状（球体）の閉じ込められたエネルギーであることがわかっています。特殊なスライスCTを使うとわかるのですが、このエネルギーは二次元のリング（輪）ではなく、三次元のボールになっています。さらに注目すべきは、このエネルギーのボールは停滞しているのではなく、時間をかけて変化しているということです。脳はCTスキャンで描かれるような静的器官ではなく、刻一刻と変化しています。

このボール内の閉じ込められたエネルギーと情報が、疾病が慢性化する理由や特定の物質にアレルギーが出る理由などの鍵を握っています。このエネルギーボールは、どうやら情報を保存しているらしいのです。この情報が警告メカニズムとしての役割を担い、あなたが同じ間違いを繰り返すのを防ごうとするのです。この種の早期警告システムと情報の維持をはっきり確認できるのは、心的外傷後ストレス障害を抱えた人たちです。たとえば、戦闘を経験した兵士、消防隊員、救急医療隊員、看護師などが挙げられます［注1］。

精神分析医のドン・コンディ医師と神経生物学者のガオチャン・サイ博士は、fMRIスキャナーを用いて、多重人格障害のある女性の脳の活動パターンを研究しました。彼女の障害は、通常の人格と「守護者」と呼ばれるもう一人の人格とが定期的に切り替わるものでした。二人の人格はそれぞれ別の記憶システムと異なる対処法を持っています。fMRI脳スキャン［注2］を撮ると、二人の人格はそれぞれ別の神経回路網を持っていることが確認できました（人格が切り替わると、脳の異なる部位が明色で示されました）。

次の事例が示すように、閉じ込められたエネルギーは人生のすべてを変えてしまいます。

皮膚炎――別れの問題

二〇〇七年におこなった講習会で壇上に立ったのはカトリーナでした。彼女は十一歳の頃から皮膚炎を患っていて、全身に湿疹が出ることもあるということでした。医師はステロイド軟膏を処方しました。カトリーナはありとあらゆる医療処置、補完医療、代替医療を試し、栄養士とも相談しました。結果、湿疹は右の内腕、肘関節、あとはところどころに現れる程度に治まってきました。

何人かのエージェントと湿疹を調べてみたところ、赤くて熱があり、本人いわく痒みもあるとのことです。皮膚がひび割れて、膿が出てくることもあり、触るととても痛いらしく、ちょうどそのときも同様の症状が出ていました。

カトリーナは私と研究に取り組んでいて、皮膚炎の原因は別れによる葛藤であることも知っていましたので、ニュージーランドに住む家族と離れていることが関係しているのではないかと考えていました。しかし理解できなかったのは、どうして湿疹が完全に消えないのかということ、そしてなにが湿疹の再発を引き起こしているのかということでした。

私はカトリーナに手をたたいてもらい、彼女が右配線のタイプであること、そして父親から切り離されていると感じていることがわかりました（「配線」については149ページ参照）。そう伝えると、カトリーナは父親を恋しく思っているけれども、定期的に連絡を取っているので切り離されている感覚はないと答えました。

これでわかりました。湿疹を引き起こしているものは、彼女の顕在意識をまったく超えたところにあったのです。そこで私は、父親と最後に交わした会話を心の中で再現してみるように言いました。そしてどことなく父親と切り離されたように感じた瞬間、つながりが断たれたように感じた瞬間がなかったか訊ねてみました。

カトリーナはじっと遠くを見やり、心の中で会話を再現しました。するとある時点で顔を赤らめました。「ストップ。さぁ、今お父さんは何と言ってましたか？」私がそう訊ねると、彼女は驚いた様子でこちらを見て答えました。「父は私のことを話していました。私はずっと飲食関係の職につきたいと思っていたのですが、父はいつもその考えに反対していたのです」

湿疹の引き金を見つけ出しただけなのに、カトリーナは言いました。「もう痒くありません、赤みも消えて冷たくなっています」と。何人かで彼女の皮膚の様子を確認すると、確かにほんの数分で劇的な変化が起きていました。手の平を触ってみましたが熱くありません。湿疹が出ていた部分もやはり冷たくなっていて、赤みも消え、膿も止まっています。「感覚がなくて、自分の肌じゃないみたいです」とカトリーナは言いました。

一ヶ月後にカトリーナと再会したとき、彼女はこう話していました。講習会のあと、湿疹が消え、そもそもなぜ湿疹が出ていたのか本当の理由がやっとわかったと。ところが、そう話す彼女の顔の両側と手にまた湿疹が出ていたので、今度はどうしたのか訊ねてみました。

カトリーナは特別な食材を使ったレストランを経営したいとずっと夢見ていて、そのレストランで、ローフードと特殊な調理法による癒やしのメニューを提供することを思い描いていたそうです。夢を語る彼女の目は輝いていました。講習会で学んだことと栄養学的な癒やしを組み合わせたいと考えたのです。

カトリーナの父親は、娘が料理に熱中しすぎる、野心がなさすぎる、といつも批判していました。そして彼女は父親の考えと自分の人生との折り合いをつけてきましたが、そうすることで父親と切り離されたように感じていました。さらに悪いことに、自分自身を裏切っているようにも感じていたのです。これが顔の両側と両手に湿疹が出ている理由でした。彼女の内面の世界と外界の両方が影響を受けていたのです。

二〇〇九年にカトリーナが手紙をくれました。「あなたと問題に取り組むまでは、湿疹を『憎んで』いました。けれどもこの二年間で、湿疹が出るたびにありがたいと思うようになりました。好きなことを続けなさいと湿疹がガイドしてくれるからです。人生でやりたいことをできないのではないかという不安が心によぎると、今でも湿疹が激発します。さいわい教わった方法で、どうして湿疹が出るのかわかるようになったので、湿疹自体がすぐに私の否定的な思いを変えてくれます。あなたのお陰です。今ではもう、ほとんど湿疹が出ることはありません」

配線

体の配線タイプ（右配線か左配線か）は、特定の問題に対して体のどちら側が反応するかということを教えてくれます。主導する手〔訳注13〕と同じ側になにか問題や症状が出たときは、外側の世界に問題があるということで、たとえば仕事、上司、友人、父親などに関する葛藤があります。

体の反対側（主導される手の側）になにか症状が現れるとき、問題は内面の世界に関係しています。つまり母親や子ども、もしくは我が子のように感じている自分の事業やペットに関して葛藤があります。

一卵性双生児の一人が左配線だともう一人は右配線である、ということを立証するものがあります。大いなる自然の配慮で、人間はそれぞれのショックに異なる反応をするようにできているのでしょう。手のたたき方、そして父親もしくは母親に関する葛藤の内容から、疾病の原因を探り出せたことがこれまで何度もありました。カトリーナの事例のように、このことを証明する事例を数多く目にしてきました。

脳の二つの半球がそれぞれ異なる機能を持つと結論づけている研究もあります。この学説について賛否両論ありますが、個人的には、特定の葛藤に対する人の反応の仕方にはリンクがあるという考えからかけ離れたものではないと思っています。体の配線の見極め方については、ウェブサイト（www.whyamisick.com）にて紹介しています。

UDINショックはどのように疾病を引き起こすのか

UDINショックにまつわる感情、光景、声の調子などが閉じ込められてしまうのは、それが警告シグナルになるからだと考えられています。先述したように、

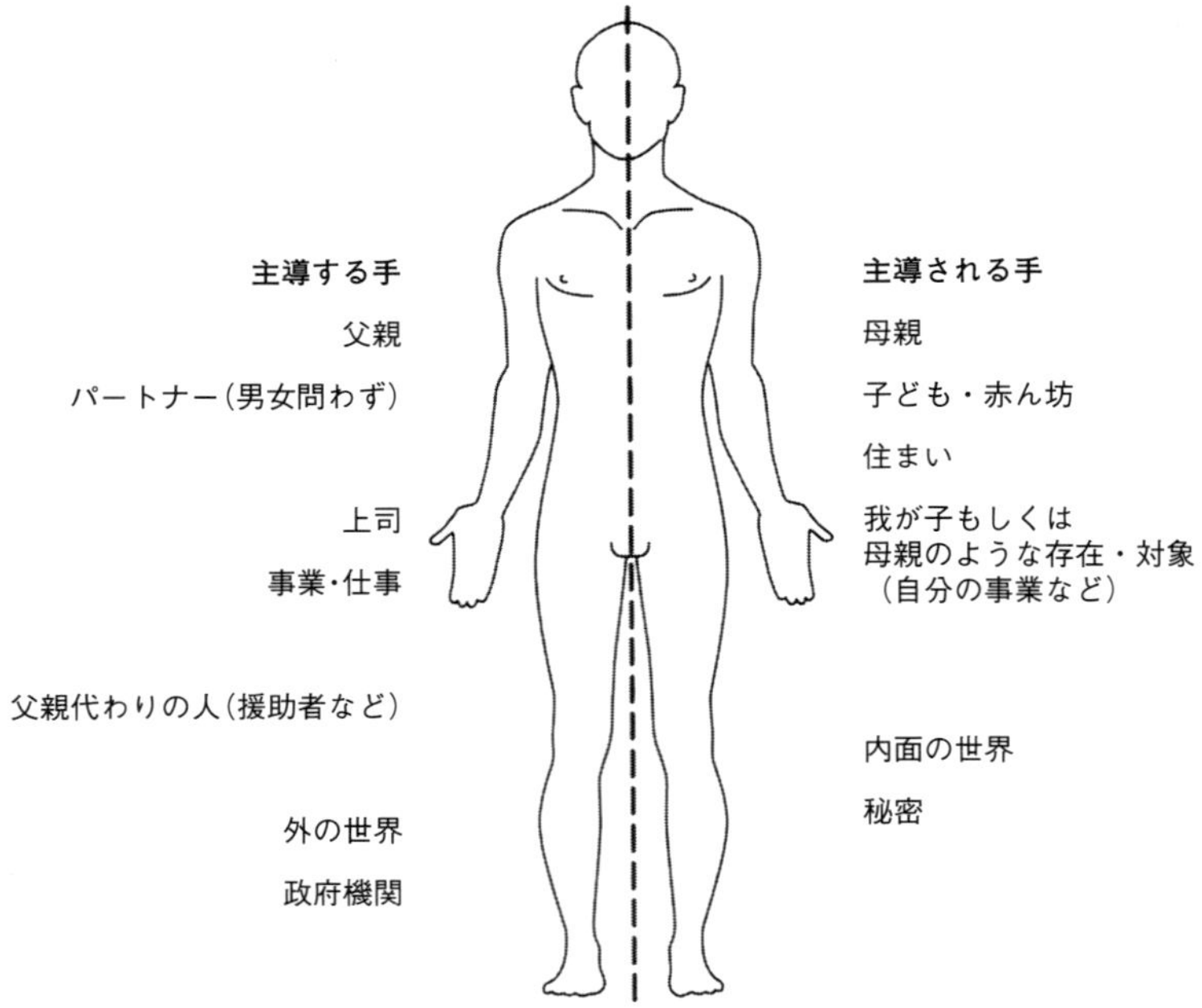

体の右配線・左配線

UDINショックが起こっているときの光景、音、感情、味、匂い、言葉などはすべて記録・保存され、体の特定の部位（器官）に相関する脳に感情を保存したボール（球体）となって現れます。この感情を保存したボールは、NLP、催眠療法、認知行動療法（CBT）などの用語「パート」〔訳注14〕と似たような意味合いを持っています。ちなみに認知行動療法とは、イギリスをはじめとするさまざまな国々で主流となっている心理療法の一つで、不安神経症や抑うつ症などのメンタルヘルス問題を扱う際に使います。

この「パート」に関する概念は広く浸透していて、「トラウマが起こると、潜在意識の一部分が神経系のほかの部分から分離する」という事実に基づいています。分離する理由は、人がそのトラウマ的出来事を処理しなくても生存できるようにするためです。しかし、いずれはその出来事を解決しなければならないということも潜在意識は知っています。そして潜在意識が適当だと考える時期に、その出来事にまつわる感情を表出させ、意識に再評価させるのです。このプロセスは通常、就寝前やリラックスしているときに起こります。

身に覚えのある方もいらっしゃるのではないでしょうか。トラウマ体験のあとにやってくる遅延性ショックのことです。潜在意識が全体から分離するというこの学説の根拠は、私の友人でありNLPマスター・トレーナーであるタッド・ジェイムズ博士の教義にあります。そして「パート」という概念は、ゲシュタルト療法に由来します。ゲシュタルト療法とは、フロイト派精神分析に多方面で基礎をおく療法で、ドイツ人の精神分析医であり心理療法家でもあるフリッツ・パールズ（フレデリック・パールズ）医師によって開発されました。

「パート」は閉じ込められた感情もしくは信念と似ていますが、この感情・信念と異なるのは、「パート」が潜在意識のほかの部分から完全に分離していて、独自の人格・信条・人生に関する価値観を持っているという点です。さらに「パート」は、それ自体が独立して体全体や潜在意識をコントロールできると考えることもあります。

これまでに何千人ものクライアントに取り組んできて気づいたのは、子ども時代や人生の早期に不快な経験をして激しい感情が閉じ込められたり、間違った信条を持ってしまうと、その問題は解決されるべきものとして残ってしまうということです。

たとえば、若者が親を亡くすなどのつらい経験をすると、激しい感情が閉じ込められてしまいます。閉じ込められた感情を解放しなければならないので、一連のパターンがはじまります。あのときの問題は解決済みだと後になって思うかもしれませんが、問題は何度も一つのパターンとなって現れます。人はそのパターンに気づかず、その感情をコントロールできずにいるのです。この現象については、分析心理学の創設者カール・ユングがその著書『心理学的類型』（中央公論新社他）で論じています。

このパターンは、その人の生涯を通じて現れます。閉じ込められた感情は、人間関係において継続的に問題を引き起こし、たとえば不要な嫉妬を感じたり、理想の父親（または母親）のような人をパートナーに選んでしまうといったかたちで現れます。多くのクライアントや近しい友人がこのような行動を取るのを見てきましたし、私自身も例外ではありません。誰の目にも明らかなほど同じ行動パターンを繰り返すのです。たとえば、ある人は配偶者の行動が耐えられなくなったと言って離婚し、まったく別のタイプに思える人と再婚します。ところが、結局六ヶ月後には前の結婚と変わらなかったと言い出します。私の友人の一人は、このパターンを四回も繰り返しました。

人は解決しなければならない問題と似た状況を人生に引き寄せます。そうして、その問題をそっくりそのまま再現するのです。まるで潜在意識が「問題を解決しなさい」と促し、同じ状況を何度も引き起こしているかのようです。この現象は、軽い疾患や再発性の痛みとして現れるものの、たいていの場合は気づかれません。しかし、ある出来事がＵＤＩＮショックになると、「パート」が形成され、その形成された「パート」が疾病を引き起こすのです。

両親または自分にとって影響力のある人から引き継いだ未解決のＵＤＩＮショックが、一つのパターンとなってあなたの人生に現れ、行動や人格に影響を及ぼすことがあります。あなたは彼らのＵＤＩＮショックを追体験することになります。その問題を解決し、人生を変えられることもありますが、解決できない場合は、そのＵＤＩＮショックを経験することとなり、自分の中に「パート」が形成されてしまうのです。すると、その「パート」がたびたび呼び起こされて、慢性病を引き起こします。

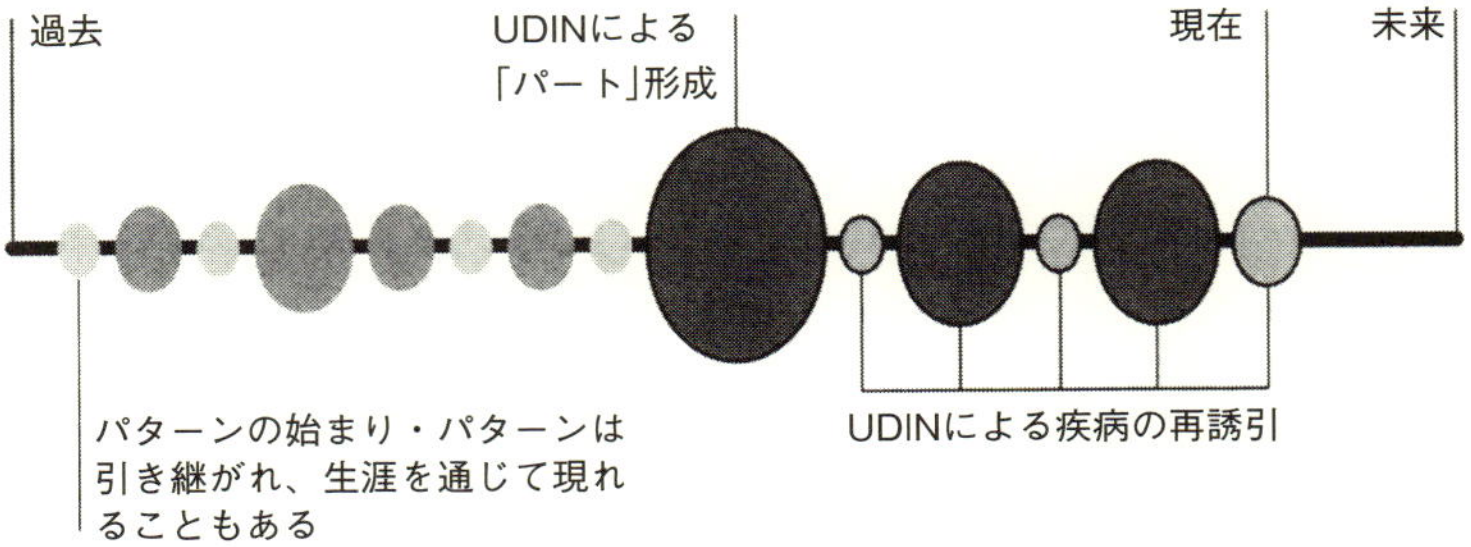

UDINによって何度も誘引される疾病

早期の警告システム

「パート」に関するもう一つ興味深い現象は、その存在理由にポジティブな意図が隠されているということです。それはまるで、私たちの中に便利な早期警告システムが内蔵されているかのようで、このシステムのおかげで私たちは同じ環境に舞い戻ったり、同じ人と接触せずにすむのです。たとえ同じ環境や人物と対面する羽目になったとしても、体はすでにプログラムを内蔵しているので、その問題に再度対応するのに必要な器官や行動面での反応をしっかり把握しています。

この現象を考えると、カトリーナの湿疹が完全には消えなかった理由の説明もつきます。彼女の中に「パート」が形成されていて、ときどき呼び起こされることで、早期警告システムとしての機能を果たしていたのです。二〇〇九年の彼女の手紙がそのことを物語っています（149ページ参照）。

慢性病が発症する仕組み

次ページの図が示すように、慢性病はたんなる「パート」の繰り返しにすぎません。パートが何度も呼び起こされているだけなのです。

いつも娘批判ばかりしていたカトリーナの父親のように、たいていの場合、引き金は無意識に引かれています（149ページ参照）。ほかに再誘引されうる症状をいくつか挙げると、慢性背痛、ぜんそく、関節炎、過敏性腸症候群、皮膚炎、重度のにきび、多発性硬化症、骨粗しょう症などがあります。

最初の疾病プロセスがはじまり、何かの連想によって次の疾病プロセスが再び引き起こされます。連想のきっかけとなるのは、UDINショック時にまつわる誰かに似た声音や表情などです。また、UDINショックを受けた場所も、連想のきっかけになります。

遺伝子に組み込まれた慢性病

慢性病が遺伝子に組み込まれている、という考えはエピジェネティクスにも見られる理論です。祖父母世代に起きたトラウマ的な出来事、たとえば干ばつや飢餓などが、その子ども世代だけではなく、孫

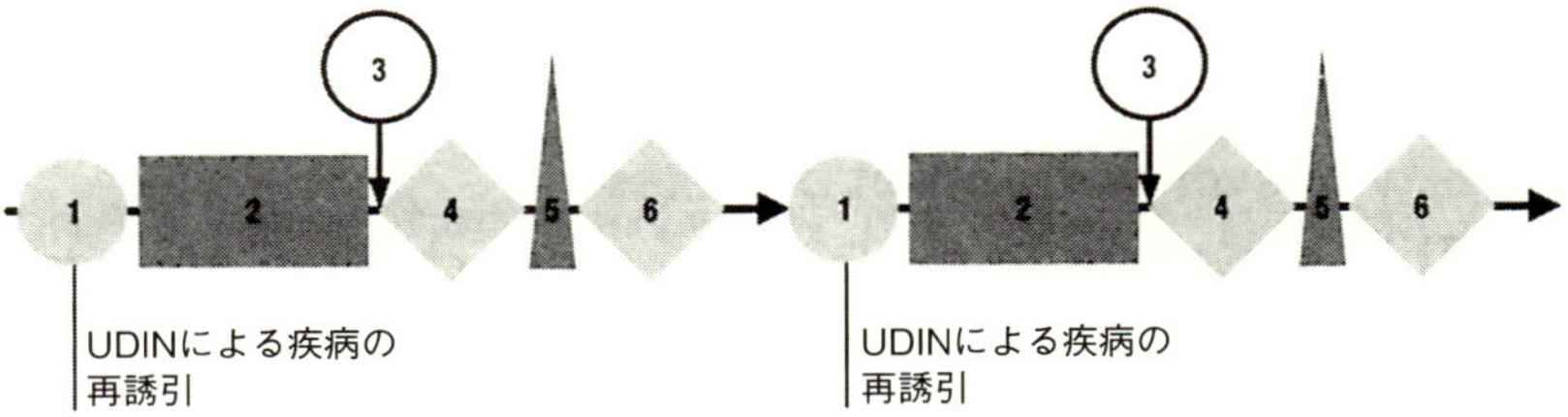

UDINによる「パート」が引き金となり慢性病へと導く

1．**UDIN**：再誘引
2．**ストレス段階**：冷感・交感神経系の活性化状態
3．**UDIN反転**：自覚する場合と無自覚の場合あり
4．**修復段階**：熱感・副交感神経系の活性化状態――休息・快復期
5．**スパイク**：短期的な交感神経系の活性化状態・体に多大なストレス――心と体と心臓に対する試練
6．**再生段階**：副交感神経系の活性化状態・エネルギー補給

世代にまで影響を及ぼすことがあります。祖父母世代に起きたトラウマ的な出来事が、新たな感情的出来事（たとえば、ある食べ物を禁止された子どもが叫び声を上げて罰せられるなど）によって引き起こされると、肥満、さらには早発型の糖尿病を誘引することもありえます。

肥満や糖尿病などの疾患を持って生まれる子どもがいる理由は、このような現象によって説明がつくと考えられています。ある出来事がトラウマになるほど衝撃的だった場合、たとえばスリムな体型を維持しようとした妊娠中の母親が飢えるほどに節制したり、夫とずっと口論していたりすると、潜伏している疾病を誘発させることがあります。パターンそのものが次世代へと引き継がれることもあります。

祖父母世代さらには曽祖父母世代に起きたＵＤＩＮショックと似通ったパターンを繰り返すことによって、孫世代のＤＮＡが体内で同じ変異を起こして発現することもあります。たとえば、近々起こりうる飢饉に備えて体重を増やしておこうと暴食するなどの行為として発現します。

信じられないと思われるかもしれませんが、世界中でおこなわれているエピジェネティクス研究によって数多くの証拠があげられています。多くの人が、眼の色や身長、毛色のパターンなどが両親から遺伝的に引き継がれることは認識しています［注３］。遺伝子コードを変えるには二十世代を要します。そしてこれまでは、生物学上の性質などは遺伝子が支配すると考えられていました。しかし、二〇〇六年からおこなわれている研究によると、飢饉、戦争、（九月十一日に起こったような）テロ攻撃など、トラウマになるような出来事が遺伝子の発現に大きな影響を与えることがあるそうです［注４］。もちろん、遺伝子だけが私たちの運命を決めているのではありません。栄養状態、生活様式、遺伝によるストレスなどの環境条件も、現世代そして次世代に影響を及ぼすことがあります。

これらが意味するのは、ＵＤＩＮショックは起こるべくして起こることもあるということです。ＵＤＩＮショックは、両親、ひょっとするとさらに前の世代から引き継がれた刷り込み、もしくは、べつの環境を通じて引き継がれた刷り込みである可能性もあるというわけです。クライアントの過去にさかのぼって閉じ込められたエネルギーを解放すると、それがクライアント本人のものではなく、恐らく家系を何世代もさかのぼった頃に閉じ込められたエネルギーだったと判明することがよくあります。会ったこともなければ知り合いですらない誰かのエネルギーです。けれども、ひとたびこのエネルギーが解放されると、クライアントの問題や症状は疾病のプロセスを完了し、再発しません。

アレルギー

アレルギーもまた、このエピジェネティクスの理論に起源しているようです。トラウマ的な出来事、つまりＵＤＩＮショックが起こるとき、その出来事にまつわるすべてが結びつき、味や匂いも疾病プロセスとリンクします。ＵＤＩＮショック発生時にオレンジを食べていたとしたら、将来オレンジが疾病プロセスの引き金となるかもしれません。

前の世代に発症していたアレルギーが代々伝わり、個人に引き継がれることもあります。子宮内にいたときのショックが原因で引き起こされることもあるでしょう。しかしアレルギー反応の多くは、子ども時代の出来事に起因しています。

ナッツアレルギーを例に考えてみましょう。ナッツ製品などを食べているときに葛藤となるショックが起こったとします。するとナッツとショックが結びつき、ナッツを食べたり見たりするとショックによるストレスが連想されるようになるのです。

食物アレルギーと喪失

クウェシは自分が林檎にアレルギーを起こすこと、そしてアレルギーが出はじめたのは、五歳のとき父親がドイツを去ってガーナに行ってしまった頃だということに気づきました。父親はクウェシと母親を置き去りにしました。父はもう戻ってこないんだという強い実感が湧いたのは、まだ幼い彼が母親と学校に向かって歩いていたときでした。

それからというもの、林檎を食べると軽度ではあるものの不快な反応が起こるようになりました。プラクティショナーがクウェシと一緒にショックを見つけ出し、運動機能学を用いて、当時の感情を分析して問題を解消しました。

後日クウェシから聞いた話によると、母親と歩いた通り沿いには林檎の木が立ち並んでいたそうで、父親が去った頃にはちょうど大量の林檎がなっていたのでしょう。思い出せる限りでは、父親を失ったと実感した瞬間に林檎を食べていたわけではないようですが、林檎の香りと自分の感情が象徴的に結びついたのでした。

感情を解放すると、クウェシは林檎を食べられるようになり、数日たっても悪影響は出ませんでした。セラピーを受けた数ヶ月後、もう林檎アレルギーは出ていないという報告があり、治ってとても嬉しい、ということでした。

クウェシ以外にもアレルギーに悩む多くのクライアントと取り組んできて、同じような真相があることに気づきました。UDINショックは、たとえば草花の花粉、動物の毛やホコリなどといった特定のアレルゲンとも不思議なかたちで結びつくということです。元となるショックをクライアントから取り除くと、もうアレルギー反応を起こさなくなります。

花粉症――遺伝的形質

私が初期におこなったセッションの一つに、花粉症に悩む若い女性クライアントの事例があります。今でもまざまざと思い出すのは、問題がなかなか消えず、とうとう胎内に宿る前に戻って、誕生前に起こった問題を解消するように告げたときのことです。これはACEでよくおこなう方法です。

彼女が言われた通りにすると、花粉症の症状が消えうせました。バラやほかの花々の香りを嗅いでも、症状は出ませんでした。その夏、後になって彼女は実家を訪れましたが、母親は草刈りの時期に現れた娘に仰天しました。花粉がもっとも多い時期で、そして皮肉なことに彼女の両親は農業を営んでいたのです。驚く母親に彼女はさらりと言ってのけました。「おばあちゃんに起こった問題（＝UDIN）を解消したのよ。私の症状は消えちゃったわ」と。「でも、おばあちゃんは亡くなっているでしょう?」と言う母親に、彼女は答えて言いました。「ええ。でも私の中に生きていたのよ」

本章では、UDINショックが持つ大きな意味合い、そしてUDINショック時に保存されるものが、いかに重要な役割を果たして疾病を慢性化させるかを考察してきました。さらに、一見なんの変哲もない物質に対してアレルギー反応が起こる理由もわかりました。

次章では、苦しい症状の原因となるもう一つの不思議な現象について述べていきます。なぜ偏頭痛は起こるのでしょうか。なぜ喘息や発作に襲われるのでしょう。なぜ致命的な心停止が起こるのでしょう。この疑問を解消するために、スパイクという不思議な世界を覗いてみます。

訳注13：手をたたく時に上にくる側、もしくは主導する側の手。著者のウェブサイトによると、必ずしも、利き手＝主導する手というわけではない。

訳注14：「パート」とは、葛藤する信念や価値観を持っている潜在意識の一部。もう一人の自分などと表現される。

第7章　スパイク

「『治癒は科学で計り知ることはできない。自然を求める直感的なものなのだから』そう父は言っていました」
――W・Hオーデン（イギリスの詩人）

スパイクは疾病プロセスのうちでも単純な段階のように思われます。修復段階と再生段階の中間で起こるスパイクを調べれば、疑問を抱くことでしょう。いったい全体、母なる自然は何の目的で、UDIN反転してから再生段階の終了時点までのちょうど中間地点に、この段階を追加したのだろう、と。

修復・再生段階だけでも十分に驚異的なプロセスだというのに、この短いスパイクを追加して体は何をしようとしているのでしょうか。スパイク段階は、拷問のような痛み、失神、発作などといった数々の恐ろしい急性症状を起こし、ときには死に至らせることもあります。このスパイクの目的と存在理由はなんなのでしょうか。

スパイクは、最初に問題をもたらした元々の症状の反復だと考えられています。ACEでは、その本人（もしくは動物）が所属するグループや社会の一員として役立つかどうかを確認する段階として、スパイクを捉えています。自分は種の生存や発展に貢献できるだけのものを持っているか。スパイク段階で問われているのはこのことなのだと思います。私自身に起こったスパイクを観察し、動物や人間を注意して見てきた結果、こうした結論に至りました。

スパイクは、生物学上の目的も持っています。修復段階では、器官と脳内の中継地点およびそれらの周辺に水分が蓄積します。そして修復段階が終了すると、この水分は不要になります。体は不要となった水分を排出しなければならないので、器官からも脳内の中継地点からも同時に水分を絞り出します。

これがスパイク時に生じる症状に達します。しかも、余分な水分の排出という現象によって、スパイク時に起こる症状の説明もつきます。具体的に言うと、さまざまな器官で筋痙攣など何らかの痙攣発作が起こります。この痙攣によって、余分な水分や修復段階で不要となったものを体から押し出すのです。この不要となったものの中には、真菌、バクテリア、

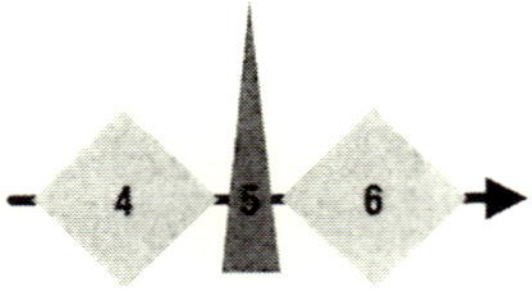

治癒過程のスパイク

4. **修復段階**：熱感・副交感神経系の活性化状態——休息・快復期
5. **スパイク**：短期的な交感神経系の活性化状態・体に多大なストレス——心と体と心臓に対する試練
6. **再生段階**：副交感神経系の活性化状態・エネルギー補給

ウイルスの働きによって作り出された老廃物に加え、もはや必要とされなくなったものなどすべてが含まれます。もう少しわかりにくい症状として胃痙攣などもありますが、これはたいていの場合、下痢という症状に行き着きます。この時期、私たちはよく冷えを感じたり、不安を覚えたり、どことなく気分が悪くなったりします。こうした症状を、その前の段階（修復段階）の火照りや無気力などといった症状と比べると、まるでストレス段階が繰り返されているかのように思えます。

インフルエンザにかかったときのことを覚えていますか。これまでインフルエンザを免れてきた幸運な方であっても、次のような話には心当たりがあるのではないでしょうか。

インフルエンザ――スパイク

数年前、私はインフルエンザにかかり、疲れ果て、あちこち痛む体でベッドに伏せっていました。猛烈に熱くて汗ばみ、動くことすらできません。体が粉々になったような気分で、ただもう眠りたいとしか思えませんでした。

午後も半分過ぎた頃、少し気分が良くなりました。大丈夫かもしれない、そう思ってベッドから出てシャワーを浴び、着替えて仕事に戻りました。一時間後、寒気がして、妙な気分と過剰なエネルギーを感じた私は、またベッドにもぐり込んで寒さに震えていました。頭がクラクラします。意識ははっきりしていましたが、気分が落ち着きません。頭の右側、ちょうど右目の後ろ、右耳前あたりに頭痛を感じはじめました。

そろそろ心配になってきました。ほんの一時間前は無気力にベッドに横たわっていたのに、今はもう神経が高ぶってズキズキと頭痛までしてします。しかし、少しずつ頭痛が治まりはじめ、震えも止まって平熱に戻りました。頻繁に尿意をおぼえ、どうやらここ数日間で摂取した水分以上の尿を排泄しています。そしてむせ返った拍子に、大きな痰の塊を吐き出しました。

症状が治まると気分も良くなりはじめ、もう大丈夫だなと思った私は、起き上がってまた仕事に戻ることにしました。すると一時間もしないうちに、私はまた疲れ果て、火照りと不調を感じながらベッドに戻っていました。次の日まで眠り続け、目が覚めると快復していましたが、まだ少しふらつきました。その次の日には快調でした。

過去を振り返れば、誰でもどこかのタイミングでこのようなスパイクを乗り越えた経験を思い出すことができるでしょう。たんなる下痢という症状だったかもしれませんし、咳の発作またはズキズキする頭痛だったかもしれません。そうした症状はすべてスパイクなのです。

もう一つ私が気づいたのは、頭痛を感じた場所が、影響を受けている脳の中継地点の部位と関連していたということです。これは、器官から水分が押し出されると同時に、脳内の中継地点からも水分が押し出されるからです。脳はポンプのように作用し、修復段階で脳内中継地点にたまっていた余分な水分を絞り出すようにして、脳室から体へ押し戻します。押し出された水分は尿や汗となって排出されるのです。この作用が、内側から脈打つような感覚として現れます。脳内には痛みの受容器がないので、この脈打つ感覚は脳の痙攣や膨張から起こっていると考えられます。この痙攣や膨張が、脳を覆う皮膚を押したり引っ張ったりしているというわけです。

よく目の奥、額の上側、耳周辺、首に近い後頭部などに過度の圧力を感じるも珍しくありません。偏頭痛持ちの方は、痛みの前後に眼の奥でチカチカした光点〔訳注15〕が生じることがありますが、この現象もまた、過度の圧力によって説明がつきます。脳の痙攣や膨張によって生じる過度の圧力がポンプのように作用して、光点が現れるのです。偏頭痛持ちの方がよくおっしゃるには、こうした症状は何度も現れ、あまりにも気分が悪いときは、偏頭痛が治まるまで電気をすべて消して暗闇で横たわるしかないといいます。不思議なことに、偏頭痛によって生じるのは疲労感ではなく、落ち着きのなさです。

スパイク時に生じるほかの症状としては、失神、一時的な視覚（意識・記憶）喪失、てんかん発作、喘息発作、下痢、嘔吐、咳やくしゃみの発作、震え、筋肉群の震え・痙攣、麻痺、激しい痒み、不安発作、胸焼け、心停止、喀血、血尿などが挙げられます。

このような症状は数秒から数分で治まることもあれば、治まるまでに数時間、さらには数日かかることさえあります。パーキンソン病のように、日中は継続的に繰り返すのに夜になると治まるものもあります。

自然寛解

末期疾患が自然寛解（快復）するということは、患者がスパイクで起こる症状を切り抜けたということを意味します。言いかえると、快方に向かう前に急性症状で重態に陥ったということです。

自然寛解された方々からの報告によると、一時は生死をさまようものの、それを乗り越えてからは、快復への道のりをたどっていると確信するそうです。以前の私は、自然寛解とはある日目覚めたら疾病が奇跡のように治っていた、という具合に起こるものだと考えていました。真実に気づいたのはある程度の調査をおこなってからのことで、自然寛解を経験された方は全員、ある一つの段階、つまり強烈なスパイク段階を乗り越えられてきたのだということを知りました［注1］。

スパイクを立証するものはないようですが、たとえば修復段階を脱する頃に起こる喘息や頭痛などの症状、また心停止による死などは、スパイクによって説明がつきます。スパイクに言及しているホメオパシーに関する文献や医学文献など、臨床的な証拠もいくつかあります。

ホメオパシー療法を受けているクライアントを観察していると、体内に蓄積した毒素を排出する際、毒素は除去されるけれども、一時的に症状がぶり返すということが頻繁に見られます。ぶり返しは数時間、ときには数日続くこともありますが、それは起こったときと同じくらいの早さで去っていきます。ぶり返しを経験したクライアントは普通、そのまま完全に治癒してしまいます。あるホメオパシーの文献には、元の症状のぶり返しなしに完全快復は起こらない、とする記載もあります。

ホメオパスのコンスタンティン・ヘリングは、治癒に至る症状には三つの基本原則があることを発見しましたが、その原則は私がＡＣＥで発見したことと一致しています。

1. 治癒はすべて内側から外側へ

2．治癒は上から下へ

3．治癒は逆の順序、つまり症状が始まったときとは逆の方向に進む

スパイク期の症状は、ヘルクスハイマー反応（ヤーリッシュ・ヘルクスハイマー反応）として知られる病的反応の中でも言及されています。アドルフ・ヤーリッシュ博士（一八六〇年～一九〇二年）とカール・ヘルクスハイマー博士（一八六一年～一九四二年）は、皮膚の梅毒症状の治療過程において、好転する前に症状がよく悪化することに気づきました。患者は発熱、寝汗、吐き気、嘔吐などの症状を起こし、皮膚損傷が広がって腫れたあと、症状が治まって治癒します。こうした症状が数時間もしくは二、三日続いた後、病変が消えてしまいます。ヘルクスハイマー反応の度合いは、最初に起こった炎症の度合いを反映していました。

ヘルクスハイマー反応は、バクテリアの死滅によって大量の毒素が放出されるときに起こると考えられています（普通、バクテリアの死滅は抗生物質の服用によって起こります）。通常の症状としては、頭痛、発熱、筋肉痛などが挙げられます。スパイク段階の典型的な症状が、過剰なバクテリアと抗生物質との関係性とどのようにつながっているのかは、六段階を考察すれば説明がつきます。ヘルクスハイマー反応は恐らくスパイクに相当すると考えられます。ただしこの反応が毒素放出によるものとする説は、臨床試験に基づくものではなく、観察によって導かれた仮説です［注2］。

スパイクが特定の器官に起こる大きな電位変化と関係していることを実証する調査もあるようです。その例として、てんかん発作中に起こる脳内の電気的インパルスの変化が挙げられます。ＡＣＥの観点

では、脳と器官はつながっていると考えますが、この電位変化という現象を見れば、脳と器官の関連性およびスパイクに対する確信がさらに強まるのではないでしょうか。

てんかん発作時には電気的活動が高まりますが、この活動は脳波計（ＥＥＧ）を用いて測定できます。また、体の痙攣や激しい震えも起こりますが、これが突然起こって突然治まる点もスパイクの症状と合致しています。てんかん発作は命を脅かすこともあり、脳卒中を起こすこともあります。発作後に、口をきけなくなることもあり、体のほかの機能も大きく損なわれ、手足が一時的に麻痺したり、嘔吐や失禁など不随意の水分排出が起こることもあります。これまでの経験やさまざまな事例によると、こうした症状が治まると、本人は比較的すぐに通常の状態に戻ります。たいていは数時間から数日で正常化します［注３］。

がんのクライアントの多くが、てんかん性発作を起こしたことがあると言います。重篤な反応を見せるクライアントもいれば、一通りのサイクルを経て完全快復するクライアントもいます。また、体中のエネルギーを使い果たして、プロセスを完了することなく亡くなってしまう方もいますが、死因は生命力の欠如であって、がんそのものではありません（亡くなったクライアントはみな、化学療法と放射線治療のいずれか、もしくは両方を受けていました）。本章冒頭でも述べましたが、体は、その本人が自分の属するグループに役立つかどうか、そして社会に貢献できるのかを試しているのです。ひょっとすると「母なる自然」が問うているのかもしれません、「この人は種族の長期生存に役立つのか？」と。

末期がん

これまででもっとも悲しかった経験の一つは、大腸がんと肝臓がんの診断を受けたクライアントの相談に乗っていたときに起こりました。彼女が最後に手術を受けてから、その鍵穴手術の切開部に二つのサテライト腫瘍ができました。ACEの観点では、体が手術を腹部への攻撃と捉え、さらなる攻撃から腹部を守ろうとしてサテライト腫瘍をこしらえたのだと考えます。腹膜（腹部を覆う厚い膜）の、ちょうど手術で切開された部分が肥大しました。

実のところ、そのクライアントは最後の手術を嫌がっていて、麻酔にかけられる直前、氷のように冷たい感覚を覚えたそうです。それが腹膜にとってUDINショックとなり、「肥大せよ」というシグナルになったのだと思います。そして不条理なことに、診断されていた大腸がんも肝臓がんも、手術ではその徴候すら見つかりませんでした。結局、大腸がんも肝臓がんもなかったというのに、彼女は術後にできたサテライト腫瘍の痛みを緩和しようと大量に投与したモルヒネの影響で亡くなってしまいました。

最後の数ヶ月、彼女はほとんどの時間を深い昏睡状態で過ごしました。食事を受けつけなくなり、衰弱しはじめました。さらに、体は熱くて触れないほどでした。数週間後、奇跡的に意識を取り戻し、その深い昏睡状態から完全に脱してモルヒネ投与をやめました。ベッドから出たがりましたが、動く力は残っていませんでした。彼女の娘さんが最後の様子を話してくれました。「母は時間をかけて家族と話をし、一人ひとりに大切なことを沢山伝えてくれました」と。

――三日後、さらに深い昏睡状態に陥った彼女は、悲しいことに一週間して亡くなりました。――

私の教え子であるアン・スウィートは、イギリスで初めてホスピス看護師となった人の一人ですが、その看護師人生の中で、何度もこのような現象を見てきたそうです。この現象がスパイクと呼ばれるものだと知るまで、それが何なのかまったく説明できませんでした。しかし、末期患者の中には、スパイクを乗り越えて再び深い眠りにつき、再生段階で徐々にその状態から抜け出し、食欲を見せはじめる患者も数人いたそうです。やがて彼らのがんは消えました。滅多に起こらないことですが、信頼できるアンのこの話は、スパイクを乗り越えて快復を見せる患者が確かにいることを証明しています。

パーキンソン病と震え

パーキンソン病は、筋肉に不随意の単収縮を起こし、先述した電気的変化が生じます。パーキンソン病患者の震えは、脳内で神経インパルスが誤って伝導されて起こると考えられています。このとき、電気的活動が盛んになっていることは明らかです。しかし、この説明では睡眠中もしくは催眠下にあるときに症状が消える理由がはっきりしません。

「治癒の遅延」と呼ばれる事象があり、治癒が延期されることがあります。治癒の遅延が起こると、六段階のどこかの時点で身動き取れなくなってしまうのです。パーキンソン病の場合、患者はスパイク段階で立ち往生します。スパイクが治まると、再生段階に進み、その間に眠って休息を得ます。下の図からわかるように、スパイクが繰り返され、その後に休息しますが、このスパイク時に震えが起こるというわけです。

パーキンソン病患者のコントロールできない震えは、日中継続的に繰り返されるスパイクが原因です。深い休息および睡眠中は震えが止まりますが、この状態は再生段階にあたります。パーキンソン病患者に聞いてみると、震えの強弱は日によって変わるそうです。

図には示されていませんが、ストレス段階が再発することもあります。このストレス段階は短期間で終わることもありますが、その後小休止してから震えが再発します。ストレス段階が強烈なものであると、スパイクもさらに激しいものとなり、猛烈な震えが起こります。スパイクは何度も繰り返します。これは患者が原因となった問題を無意識に何度も思

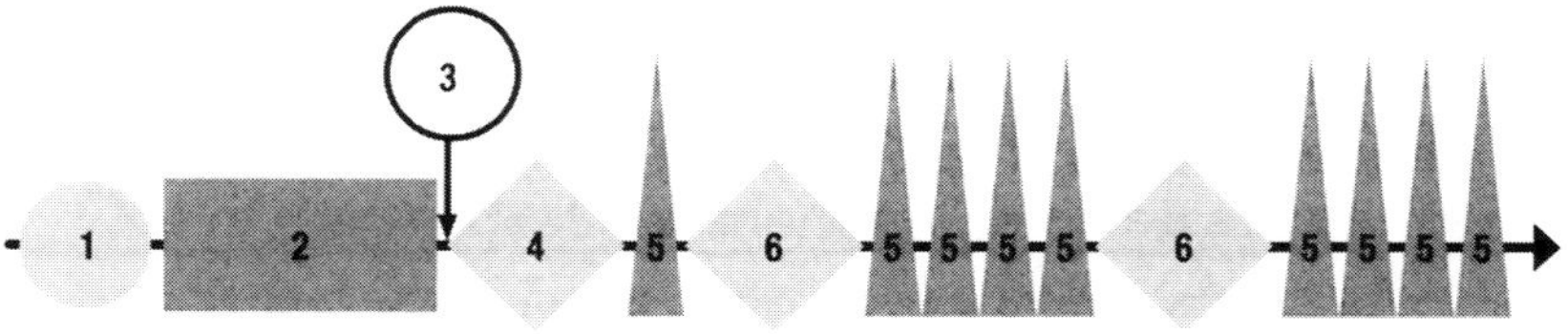

パーキンソン病患者に繰り返し起こるスパイクと再生段階

1．UDIN
2．ストレス段階
3．UDIN反転
4．修復段階
5．スパイク
6．再生段階

い起こすからで、ときには数年続くこともあります。脳内の中継地点に傷がつき、患者はスパイクの繰り返しにはまり込んでしまうのです。

パーキンソン病——深い悲嘆

ジョンは六十代後半で、パーキンソン病を患っていました。左腕全体に震えがあり、大きな痙攣が起こるときは、近くにあるものを引っ張ろうとしているのにそれを掴むことができないといった様子でした。紅茶を飲むことさえ彼にとっては挑戦だったのです。さらに右足も不随意痙攣を起こし、前に踏み出したいのに動けないという具合でした。

ジョンの過去が明らかになるにつれ、なぜ彼の手足が震えるのかという疑問が解けはじめました。そしてなぜ、彼の話が哀れを誘うのか、ということも。

ジョンが結婚してから四十年が経っていました。彼はもともと子ども好きでしたが、妻とのあいだに子どもはなく、その理由を話そうとはしませんでした。

ジョンは右配線タイプでしたので、左手の痙攣は母と息子・子どもなどといった内面の世界に葛藤があることを示し、また右足の痙攣は彼自身の父親・パートナー（妻）などといった外界に葛藤があることを示していました。

問題を探るうちに判明したのは、パーキンソン病の症状が出はじめたのは二〇〇〇年の八月からだということでした。その頃、妻から「子どもを持つつもりはない」と不意に告げられたのです。彼女は言いました。「絶対に子どもは作らないし、私の気が変わるかもしれないなんて思わないでちょうだい」と。ジョンは打ちひしがれ、毎日のように妻の発した言葉を考えていたそうです。

残念なことに、私にしてあげられることはありませんでした。彼はまず根底にある問題を解決しなければならなかったからです。

てんかん発作

パーキンソン病とてんかんの両方において言えるのは、症状は何かそれを連想させるものがあって続いているということです。症状は毎日、場合によっては日に何度も引き起こされます。なにが症状を連想させるかというと、誰かの表情や声の調子、職場などの場所などが挙げられます。そのようなものを見たり聞いたりすると、最初に起こったUDINショックを体が潜在意識下で思い起こし、結果、治癒過程を延々と繰り返すことになるのです（図Aを参照）。

スパイクが繰り返されると、患者は一定間隔でてんかん発作を起こすことになりますが、その理由は疾病プロセスがひたすら反復されているからです。

この事象が興味深いのは、先述したように、スパイクがいつ起こるかを予測できるという点です。スパイクはたいてい、修復段階と再生段階のちょうど中間で起こります。これまでの経験からいうと、ストレス段階の期間は修復段階と再生段階の合計期間とほぼ一致します。すなわち、ストレス段階が二週間続いたとすれば、修復段階は一週間、そして再生段階も一週間続きます。スパイクは修復段階のあとに起こるのです。

これまでの研究により、各段階が驚くほど正確なタイミングで起こることがわかりましたので、ＡＣＥのプラクティショナーはスパイクがいつ起こるか、そしてどのような症状が出るかを予測できるようになりました。

ストレス段階が二週間続いたのなら、スパイクはその一週間後、つまり修復段階が終了してから起こります。その後、再生段階が一週間続きます（図Ｂを参照）。

〈図A〉

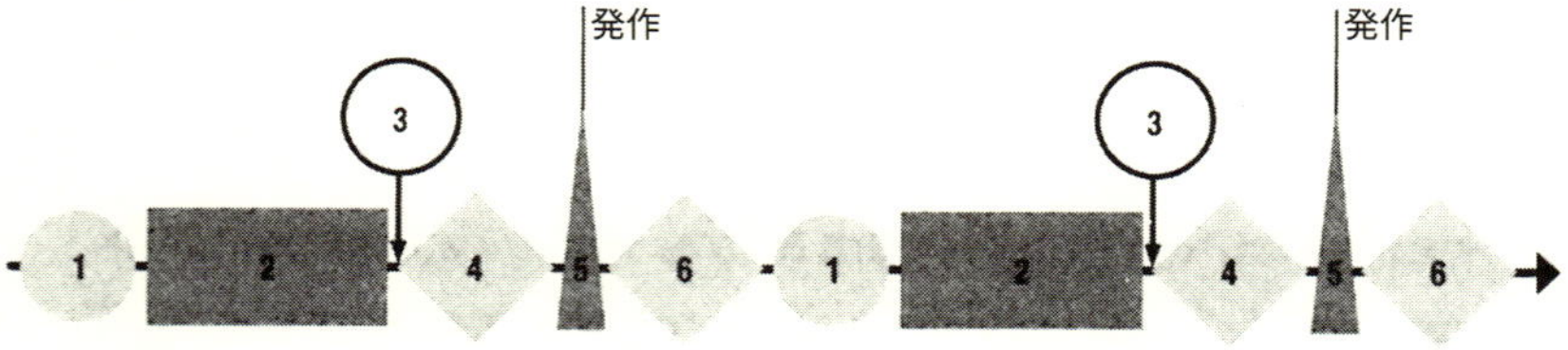

UDINショックが繰り返すことによって、治癒過程が継続する

1．UDIN
2．ストレス段階
3．UDIN反転
4．修復段階
5．スパイク
6．再生段階

進行中の六段階の具体例

ある女性クライアントの事例をお話しましょう。そのときの相談は別のことだったのですが、彼女はついでに耳感染のことを訊いてきました。不快だったので、原因を知りたかったのでしょう。その前日に頭痛がしたそうですが、それは午前十一時頃はじまって正午まで続き、頭痛薬は服用しなかったとのことです。これはスパイクでした。彼女の話によると、その頃ちょうど心配事があって苛立っていたそうです。そこで、耳の痛みが起こりはじめたのはいつ頃かも聞きました。

普通、痛みはＵＤＩＮ反転のあと、修復段階の開始時に生じるので、私は逆算して日曜の午後に何をしていたのかを訊ねました。その日はナイトクラブに出かけていて、翌朝、友人が自分たちは「もう若くはない」のだから、いつまでもクラブで夜遊びなどしてられないというようなことを口にしたそうで

〈図B〉

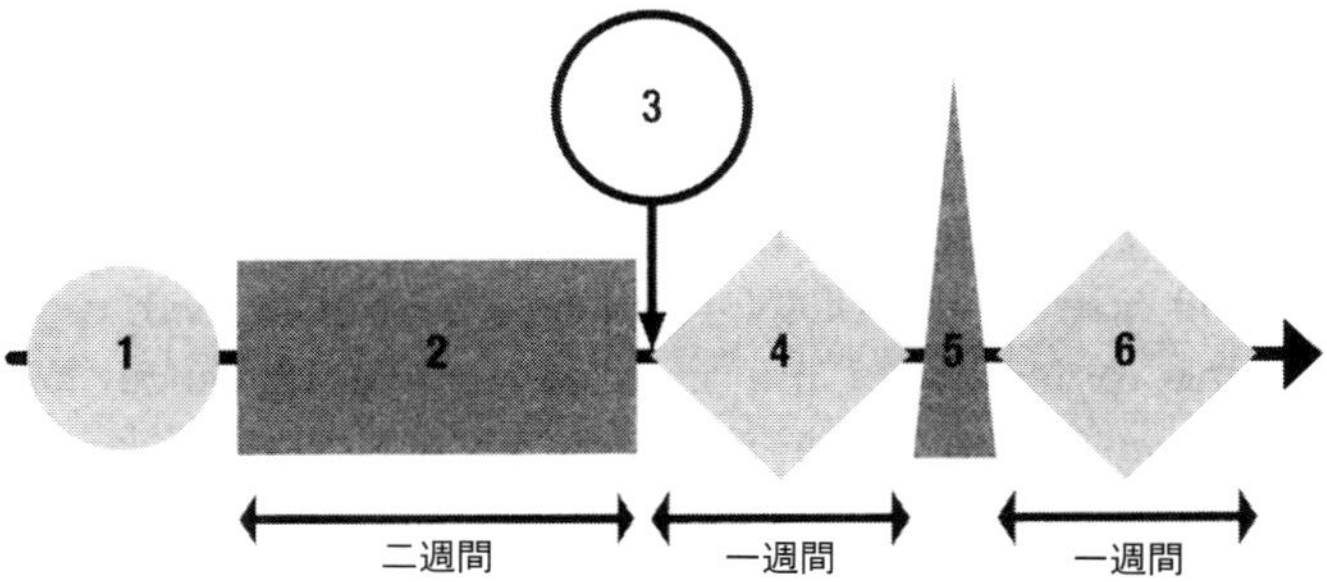

疾病の各段階の予測タイミング

1．UDIN
2．ストレス段階
3．UDIN反転
4．修復段階
5．スパイク
6．再生段階

す。その言葉にショックを受けた彼女はうろたえました――UDINショックです。友人の声の調子を思い起こした彼女は怒りで顔を赤らめました。彼女は独身で三十代前半、美人なのに、パートナー探しとなると年下の女性に競争心を抱いていました。友人の発言は、彼女が聞きたくない言葉でした。そして内心では、彼女も自分が若くないことに気づいていたのですが、認めたくなかったのです。

その一週間後、つまりUDIN反転時に何が起こったか訊ねました。彼女は友人に謝り、自分の年頃に見合った状況、たとえば会食の席などでパートナーを探すことに決めたそうです。このときにちょうど耳痛がはじまり、修復段階に入ったのでした。そこであとどのくらい耳痛が続くか計算して伝えたところ、案の定、数日後に彼女から連絡があり、痛みは完全に治まったとのことでした。

UDINショックが起こったのは、友人が失礼なコメントをしたときで、耳の痛みがはじまったのはUDIN反転後でした。修復段階は三日半続き、頭痛のあとに再生段階が三日半続きました（図Cを参照）。

数年前、トレーニングコースのプロジェクトを仕上げようとしていた私の身にも同様のことが起こりました。締め切りに追われ、その日は徹夜しなければ終わりそうにありませんでした。正直、徹夜などしたくなくて、私は事態そのものを受けつけられなかったのですが、どうしようもありません。これがUDINショックとなりました。夜遅くまでプロジェクトに取り組みましたが、私は極度のストレスを感じていて、仕事を終えようと必死でした（ストレス段階）。ところが思ったよりも仕事がはかどり、午前四時に作業を終えることができました（UDIN反転）。

私は一安心してベッドに向かい、ぐっすり眠りました。体が熱く、ベッドの中で大量の汗をかきました——これが修復段階です。翌日の午前十時に目を覚ますと、腹の調子が悪く、何か変だと気づきました。三十分後、激しい下痢の発作第一弾に見舞われ、午後一時まで何度も下痢の発作に襲われました（スパイク）。憔悴した私は空腹をおぼえ、食事をしました（再生段階）。午後には打ち合わせに出ましたが、疲労困憊していたものの気分は悪くなく、そのあと午後八時まで眠りました。目が覚めると好調で、いつもの時間にベッドに入り熟睡しました。

ＵＤＩＮショックが起こったのは、事態を受けつけられないと思った瞬間でした。その後、夜通し働きました。仕事は午前四時に終わり、問題が解決（ＵＤＩＮ反転）。午前十時まで熟睡しましたが、胃痙攣で目が覚め、三十分後に下痢。一時間半続いた下痢はスパイクによる症状です。その後、午後八時まで休息し、食事をして通常通り就寝。

以前は腹部に異常を感じると、食べた物かバイ菌のせいだと考えていました。ところが、この症状は

〈図C〉

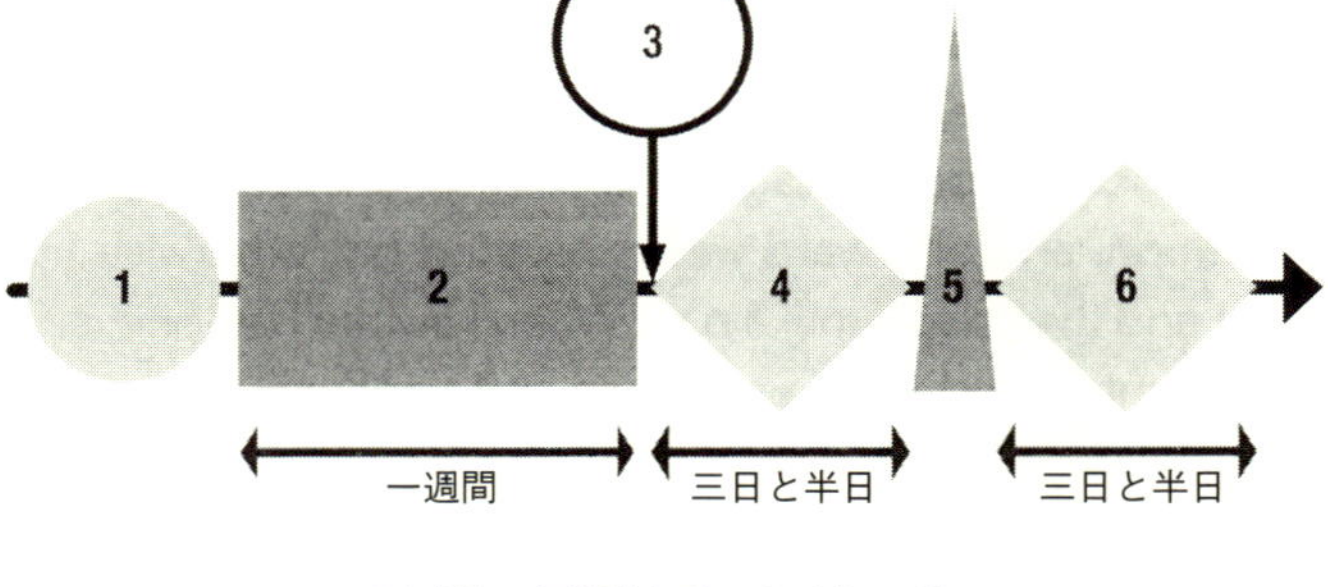

耳感染の各段階とそのタイミング

1．UDIN
2．ストレス段階
3．UDIN反転
4．修復段階
5．スパイク
6．再生段階

UDINショックを解決するために体がたどる自然なプロセスにすぎないとわかってからは、気を張ることなく、体を自然の成り行きにまかせられるようになりました。薬に頼ったり、バイ菌やウイルスに過剰反応することもなくなったのです（図Dを参照）。

緊急医療

しかし、さまざまな症状や治癒過程としてのスパイクを理解できたからといって、どのような問題でも安心していいというわけではありません。場合によっては命にかかわることもありますので、そのようなときには緊急医療の出番です。六段階のそれぞれの場面で激しい反応が起こることがありますが、そのような場合は緊急医療が素晴らしい腕前を見せてくれます。一例を図で示してみましょう。

〈図D〉

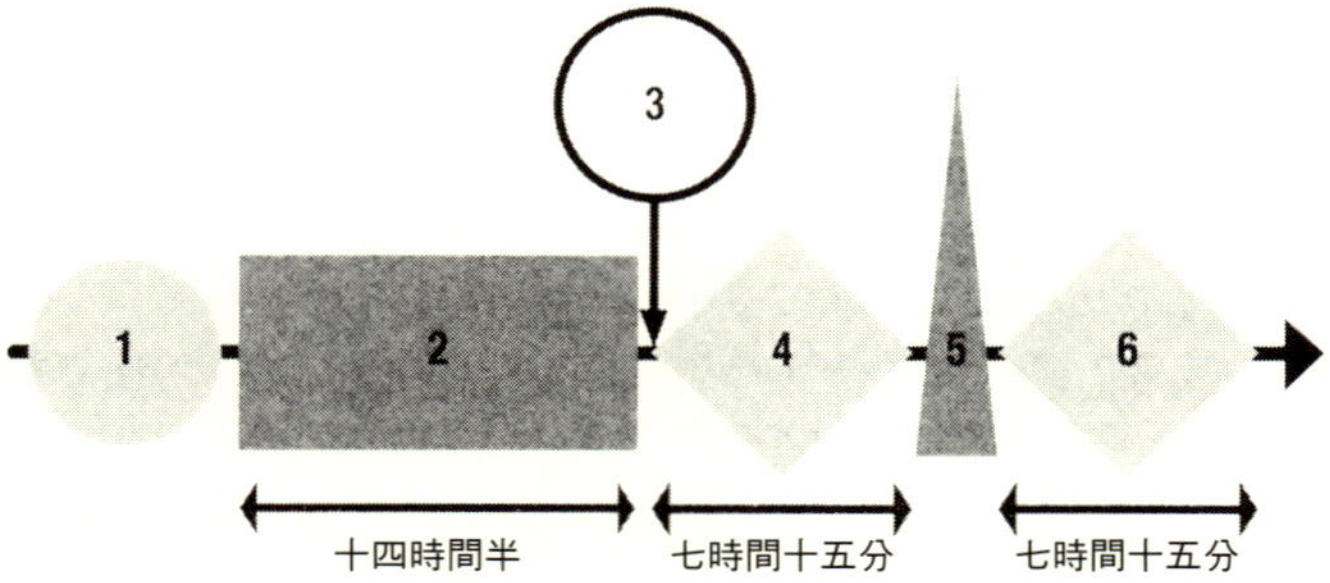

細菌感染（下痢）の各段階とそのタイミング

1．UDIN
2．ストレス段階
3．UDIN反転
4．修復段階
5．スパイク
6．再生段階

ストレス段階で起こる症状は、たとえば深刻な不安発作に見られるような、命にかかわるほどの激しさを示しています（図中A）。スパイクでは、高血圧や心停止など極めて厳しい症状が起こる可能性があります（図中B）。修復段階もしくは再生段階では、患者が昏睡状態に陥ることもあります（図中C）。

疾病プロセスでは、それぞれの段階で、症状が危険なレベルに達することもあり、そうなると緊急治療が必要になってきます。ストレス段階では、ストレスが高じて不安発作を起こしたり、他人に対して凶暴な振る舞いを示すこともあります。たとえば、八日以上眠れなくて合併症を起こしたクライアントがいました。脳内でそうした不均衡が起こるのはよくあることで、とくに精神的な疾患を抱え

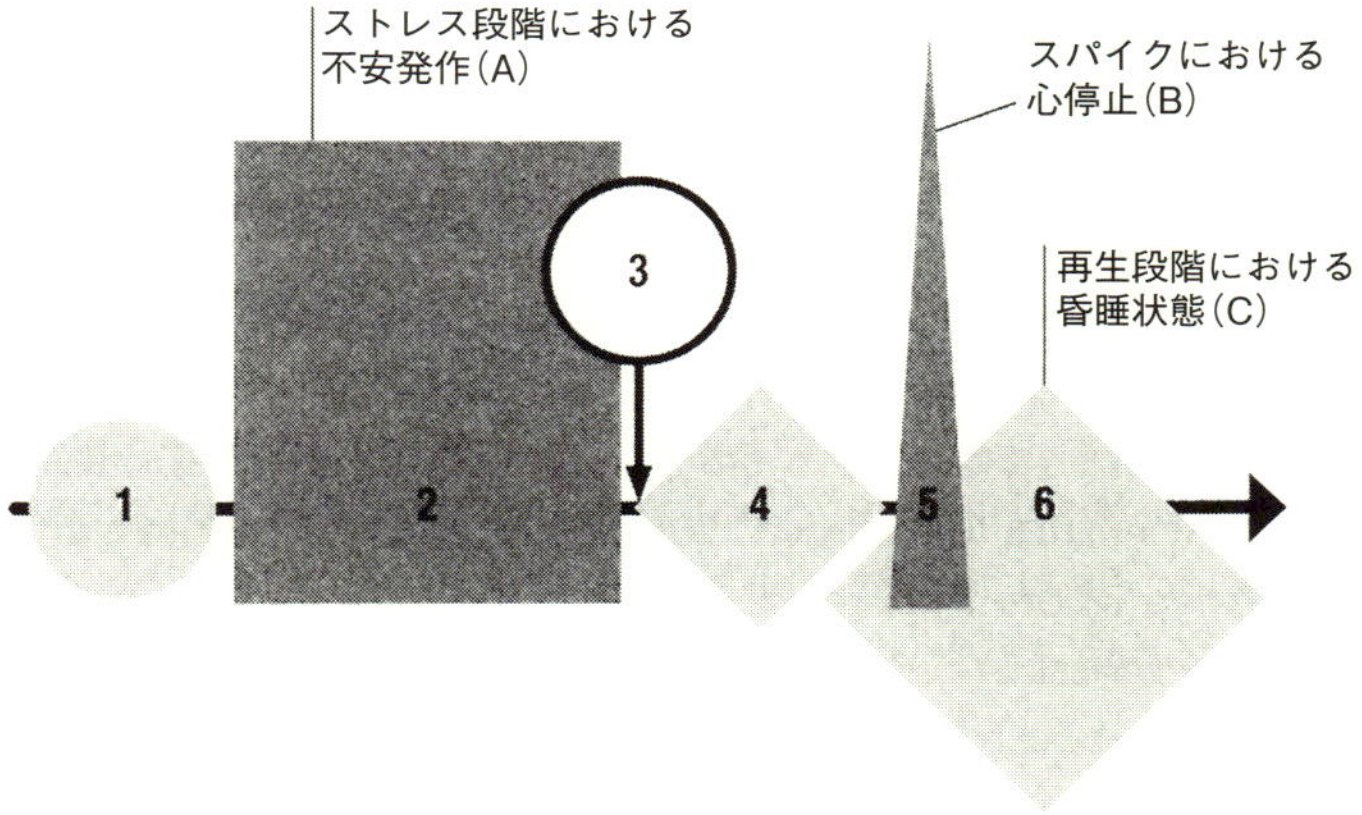

激しい症状が起こった場合は緊急治療が必要

1．UDIN
2．ストレス段階
3．UDIN反転
4．修復段階
5．スパイク
6．再生段階

た方には顕著に見られる症状です。修復・再生段階では、患者がその段階に沈みこんで問題が表面化することもあります。結果として昏睡状態に陥ったり、器官機能が停止することもあるでしょう。

図からもわかるように、スパイクで起こる致死的症状に関しては、即座に治療介入が必要になることもあります。たとえば、激しい発作が起きて数分たっても治まらない場合や脳卒中が起きた場合には、緊急治療で対応しなければなりません。脳卒中が起こるのは、スパイクによって上昇した血圧が脳内血管にダメージを与えるからで、その結果、血液が脳内の空洞に流れ込み、脳に部分的な損傷を与えたり、脳障害を起こすこともあります。

修復・再生段階では、グリア細胞（脳の修復担当細胞）が脳の中継地点で増殖しますが、そのグリア細胞が膨張して、脳内に圧力が生じることもあります。すると、脳脊髄液を調節する脳室が詰まってしまいます。これは「水頭症」と呼ばれ、治療をしなければ脳に広範囲に及ぶ損傷を引き起こしたり、死を招くことすらあります。スパイクで起こるほかの深刻な症状としては、心停止、重度の下痢（水分を失って脱水症状を起こします）、血管破裂などがあります（腸管破裂によって中毒を起こすなど、致命的な結果を伴うこともあります）。

スパイクではさまざまな問題が起こることがあり、そのような合併症を処置するために緊急医療というものがあります。そうした問題に対応するために、緊急医療がどれだけ重要な役割を果たしているかは十分に認識されていることでしょう。

どのような場合を緊急事態とみなして病院へ駆け込むかは微妙な問題です。私はいつも慎重すぎるくらい慎重になりますが、まずは医師にアドバイスを求め、必要ならば緊急治療室へ、と考えています。

治癒過程における薬と生活様式の影響

薬の多くは私たちの命を救い、深刻なダメージを防いでくれます。私の関心は六段階における薬の効能にありますので、もしあなたが何らかの疾病や症状を抱えていて薬物治療を受けているのなら、それぞれの薬にどのような効能および副作用があるのか少し調べてみることをお勧めします。私の見解では、数種の混合薬を服用すると、もともとの症状を悪化させて、さらにストレスが加わることもあります。

薬の種類や組み合わせを減らすには、有資格の医療プラクティショナーと相談しなければなりません。現在相談しているプラクティショナーに言いにくければ、別のプラクティショナーでも構いません。服用中の薬の組み合わせに関しては、助言を求めることが大切です。それぞれの薬がほかの薬からどのような影響を受けるのか、医師が承知しているとは限らないからです。

ひっきりなしにコーヒーや煙草を摂取していたり、目まぐるしい仕事についていたりすると、薬物と同じような影響を受けることがあります。人間の体は、そのようなストレスに対応できるものの、緊張状態が続いた後は、そこから立て直さなければなりません。週末や休暇で気をゆるめた途端に具合が悪くなることがよくありますが、これはストレスから立ち直ろうとしているのです。週末になるとくしゃみの発作が起きる、夜になっても何時間も眠れない、軽い下痢の発作に襲われる、という人たちがいます。すべてスパイクによる症状です。

医師である友人から聞いた話によると、人間は最適とされる機能状態のうち四十パーセントが機能していれば、生存が可能だということです。この説明で、人が何年も体を酷使しつづけて、立ち止まった途端に病気になったり、場合によっては病院行きとなることがある理由がわかりました。極端な例を挙げると、ストレスの多い仕事についていた人が、退職した途端に心停止を起こすことがあります（冠状動脈または肺動脈に起こるスパイクです）。最悪の場合、肺塞栓症などのサイレントキラー［訳注16］に冒されることもありますが、これが最悪なのは、わずかな自覚症状しか出ないため、気づかないことが多いからです。

心臓障害とは

ＡＣＥでは、心停止には二種類あると考えています。一つは心筋に起こるスパイクの症状——つまり心筋梗塞です。心筋梗塞の反応は、体の筋肉の反応と同じで、発生学上では大脳髄質と関係（リンク）しています。スパイク段階では、心筋が痙攣を起こし、ときには停止することもあります。除細動器を用いれば蘇生することもありますが、そもそも心筋梗塞を起こす原因となったストレスは、挫折感にあります。再び心臓が動きだすと、通常は健康な状態を取り戻し、心筋がダメージを受けることは稀です。再生段階にある体の筋肉と同様、心筋も生体検査を受けると罹患しているように見えますが、私の見解では、そのとき心臓はただたんに再生状態にあるのだと考えています。

二つ目は、冠動脈に関係しています。冠動脈に関係する心停止の原因は、誰かに対する敗北感にあります。もしくは家、仕事、配偶者など自分が所有するものを失うことも原因になる場合があります。ストレス段階にある冠動脈では、細胞数が減少し、細胞壁の内側が薄くなります。UDIN反転が起こると、冠動脈は修復して細胞壁も肥厚します。これはコレステロールというプラーク［訳注17］が蓄積して起こります。ストレス段階が長引き、しかもそのストレスの度合いが激しい場合、修復段階で冠動脈に蓄積するプラークの量も増大し、血流を制限してしまいます。すると筋肉に十分な血液が供給されないことになります。運動や激しい活動をしていて、このような状態に気づくこともあるでしょう。

修復段階を終えると、冠動脈はスパイク段階に入ります。細胞内に蓄積したプラークが噴出し、血流に流れ込んで肝臓で処理されます。

しかしプラークの蓄積量が大きいと、それが破裂して血栓を形成し［訳注18］、血管が詰まって心筋へ向かう血液が妨げられることがあります。結果、心停止が起こり、心筋が部分的に機能しなくなるのです。心筋の機能不全が広範囲に及ぶと、拍動が止まり、死に至ります。この場合、心停止後に再拍動させようとしてもあまり効果が現れないのは、心筋が修復不可能なほどダメージを受けているからです。

自然界に目を向けると、このような現象は鹿の世界にも見受けられます。若い雄鹿との争いに敗れた雄鹿が雌の群れから追われると、また別の群れを探します。そして九ヶ月経っても新しい群れで上手く立ち回ることができなければ、統率力なしと見なされてしまいます。縄張りを失った雄鹿は修復段階に入ります。その後スパイク段階で心停止が起こると命取りになるでしょう。

同じようなことが人間界でも起こります。自身の縄張り、所有地を侵略されたり失ったりすると、その後に続くスパイクは、致命的な結果を招くこともあります。とくにその過程が一年ほど続いた場合は、事態も深刻化します。たとえば、男性が重役を務めていた職場を退職して、家庭に居場所を求めると、そこは女性が支配する場所であり、妻が上司になります（更年期障害を経た女性は、とりわけ領分に関して支配的になることがあります）。一方、男性は地位を失います。このような状況が解消されなければ、男性は別のパートナーを探しはじめたり、あるいは心停止を起こすこともあるでしょう。

もちろん、心停止を起こす要因はほかにも数多くあります。ストレスの多い仕事で、その地位を絶えず脅かされたり、大きなプレッシャーをかけられると、心臓病を発症する可能性が高くなるようです。そのようなストレスに加えて、特定の食事やライフスタイルの癖（運動不足や喫煙習慣など）が組み合わさると、心臓病につながったり、発病へのプロセスが加速することもあります。こうした人々が比較的、心臓病を起こしやすい傾向があるのも不思議ではありません。気をゆるめて修復段階に入ると、体が冠動脈の内壁にプラークを蓄積します。このプロセスを繰り返すと、プラークが堆積して心筋に流れる酸素が減り、問題が進行するのです。

医療措置としては心臓のバイパス手術があります。バイパス手術では通常、足などから血管を切り取って心臓のダメージを受けた血管と取り替えます。この手術が数多くの生命を救っていることは間違いないでしょう。

しかし、通説には反していますが、この病気の本当の原因は、男性にとっては縄張り問題、女性にとっては社会的な問題にあると私は考えています。間違った食生活、アルコール摂取、運動不足、喫煙が直接的な原因ではないと思っているのです。こうしたストレス性の習慣が全体的な状況を悪化させていることは確かですが、心臓病の直接的原因ではありません。このように考えると、喫煙習慣（喫煙経験）がなく、健全な食生活をしていてアルコールも摂取せず、定期的に運動もしているような健康そのものの人が心臓病を発症する理由がわかります。さらに、もっとも逆の生活をしていても心臓に何の問題もなく長生きする人がいる理由も説明できます。

私は真の原因はショックにあると考えています。もとはと言えばショックが疾病の一連のプロセスを引き起こし、そのショックに対応できない、もしくは健康を取り戻すために必要な時間と場所を確保できない場合に、それが心臓病につながるのだと捉えています。そして、自分が今ストレス段階にあると気づくことが、鍵となるでしょう。

困ったことに、多くの人は自分のストレス段階に気づかず、深刻な問題が起こる可能性を認識していません。ストレス段階では調子も良くて、痛み、苦痛、感染症状もなく、頭も冴えていて問題に対応するエネルギーもあるからです。たとえば、同僚のトレーナーから聞いたのですが、ランナーの彼は妻と口論したあと、とくに何週間も続くような揉め事のあとに走ると調子がいいそうです。このことから、健全な食生活や定期的な運動をして自分自身に気を配ることが大切だということがわかります。

リラックスしたり休息を取ることの重要性についてはあまり言及されませんが、代替・補完医療のプラクティショナーはみな直感的に、息抜きしてくださいと言います。運動療法家もずっと前からこのことに気づいていました。激しい運動のあと、体は治癒する時間を必要とします。体に治癒する時間を与えることは、トレーニングに費やす時間と同じくらい大切なのです。

なぜリラックスする必要があるのか、しっかりと治癒する時間を取らなければならないのか、その理由は単純です。体をずっと緊張状態においていると、やがて修復する必要が出てくるからです。体が絶えずプレッシャーを感じていると、些細な問題に大きく反応してしまうという問題もあります。十分にしょう。

睡眠を取ったときと、睡眠不足のときでは、物事に対する反応の仕方が異なることを考えればわかるで

筋痛性脳脊髄炎（ME）／慢性疲労症候群

ストレス段階にはまりこむ状態と対極にあるものとして、治癒過程であるスパイクをはさんだ修復・再生段階の反復という状態があります。筋痛性脳脊髄炎（ME：別称は慢性疲労症候群）を例にとって見てみましょう。

ME患者は、インフルエンザなどの病気をしたあとに具合が悪くなります。スパイクの時期にまた別のUDINショックが生じると、それが全体の疾病プロセスと結びついて、残り半分の疾病プロセスを何度も繰り返すはめになります。この事象は「治癒の遅延」というもので、私のクライアントにも起こったことがあります。

引っ越し先の隣人が自分や家族に対して攻撃的で危険だったため、私のクライアントは激しい気管支感染症にかかりました。インフルエンザの症状が出て寝込みましたが、それは修復段階の症状でした。その修復段階にある彼を、妻はたんなる「男性型インフルエンザ」[訳注19]だと責めたて、それがUDINショックとなりました。妻からの非難は、彼にとって予期せぬ、強烈な、孤立無援のショックとなり、なす術もありませんでした。結果、妻の怒った表情や声が修復段階と結びついてしまったのです。

修復段階にあった彼に二度目のＵＤＩＮショック（妻からなじられたショック）が降りかかり、そのショックは彼を「治癒の遅延」プロセスに閉じ込め、これが慢性疲労症候群につながったのです。

二度目のＵＤＩＮショックが別の疾病プロセスを開始すると、彼はその新しい疾病プロセスのストレス段階と、最初にかかったインフルエンザの疾病プロセスの修復段階を「同時に」経験することになってしまいました。まだ快復に至っていない修復段階に閉じ込められたまま、妻からの非難という新しいＵＤＩＮショックによるストレスを受けることになったのです。インフルエンザの修復段階にありながら、ストレス段階を同時に経験することになった彼は、目が覚めていてもまったく気力が湧かないという状態になりました。通常、時間が経てばこのプロセスは解消されますが、彼の場合は妻の表情や声が引き金となって毎日のようにストレス段階に舞い戻ります。そうしてこの全プロセスが何度も繰り返されるようになったのです。彼によると、妻が近くにいるだけでストレスを感じ、離れると疲れ果ててしまうということでした。

睡眠も不規則になり（これはＭＥによく見られる症状です）、夢をたくさん見ます。そして目が覚めると、たいてい、就寝したときを上回る疲労感があります。スパイクが作動しているからです。目が覚めるとき、体は再生段階に入っているのでしょう。しかしそこで、妻が彼を見るなり声をかけるなどして無意識に二度目の葛藤（ショック）の引き金を引き、またストレスが生じます。妻は仕事に出かけ、彼は気力が湧かないまま、またもや修復段階に入ります。これは修復段階と妻が引き起こしたストレス段階が重なった状態です。ベッドに戻っても、スパイクが延々と繰り返されるので、疲れが取れぬまま翌日になり、疲労困憊した状態で再生段階に入ります。このプロセスが昼も夜も何度となく繰り返されるのです。

　疾病のプロセスに気づき、自分が「治癒の遅延」状態にあることを認識した彼は、私と一緒に問題に取り組み、出来事の結びつきを解除する方法を学びました。そして見事に問題を解消しましたが、本格的な修復段階に入ったところで軽度の肺炎になってしまい、抗生剤を処方されました。恐らく抗生剤による影響でしょう、快復は遅れましたが、今は快方に向かいつつあり、週に三度ボランティアの仕事をしています。体調はだいぶ戻ってきたけれども、まだ本調子ではないと言っています。肺炎は、最初に起きた症状（インフルエンザ）の繰り返しだと思われます。なぜなら、心のなかの妻に関する問題をすべて解決した途端に肺炎の症状が出たからです。

　調子が完全に戻らないのは、彼がそれを望んでいないからだと思います。厳しい意見か

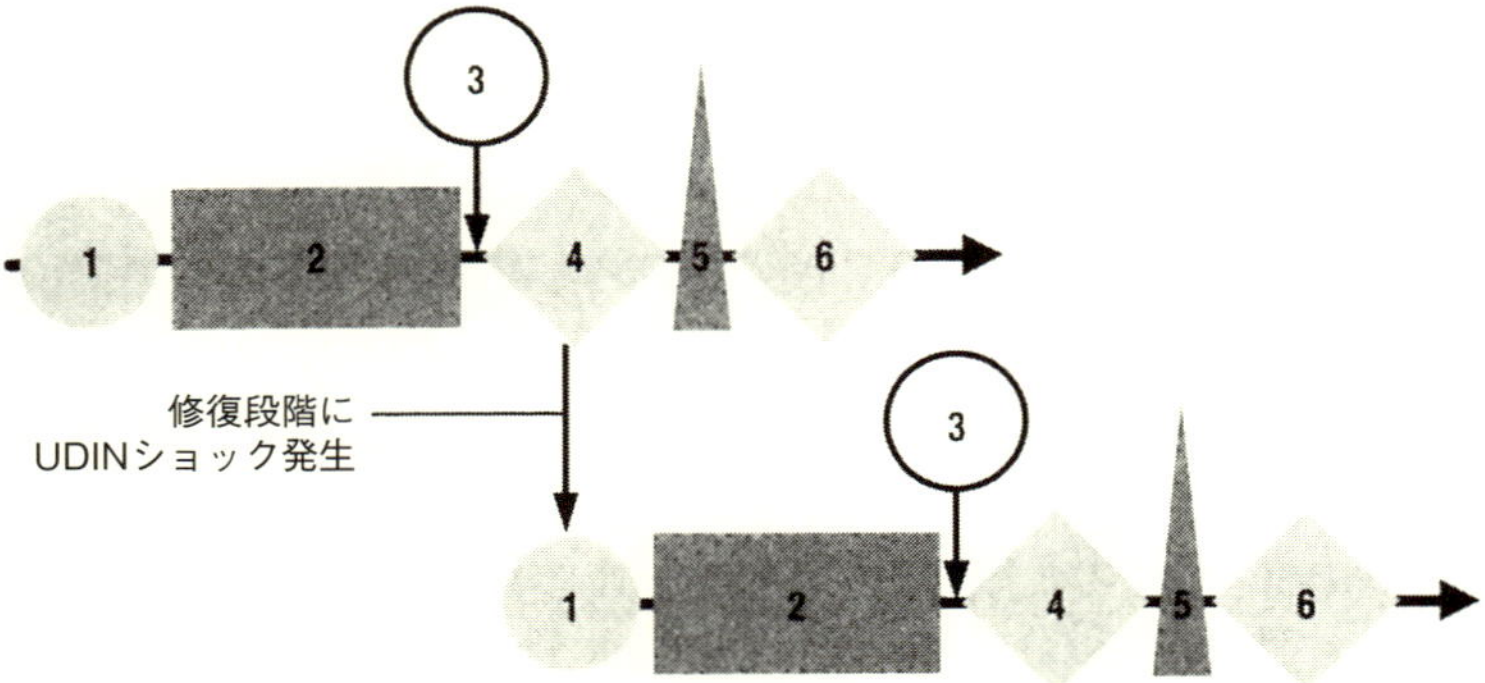

修復段階に生じたUDINショックが、疾病の二つ目の周期の原因に
1．UDIN
2．ストレス段階
3．UDIN反転
4．修復段階
5．スパイク
6．再生段階

もしれませんが、彼は嫌いな仕事から離れて子どもと過ごすのが楽しいのでしょう。そしてこの状況が妻にとっても都合が良いのです。

もっとも楽な道

体にも潜在意識にも知性が備わっていて、心と体のつながりが作用すると、人はもっとも楽な道を選ぼうとします。癖を正すのは大変です。無為な時間を過ごしながら得る娯楽、たとえば喫煙、快楽目的の麻薬、甘いケーキなど、それが長い目で見れば害になるとわかっているものでも、止めるのには一苦労します。昔から続けているパターンを変えるのには、多大なエネルギーを注がなければなりません。大半の筋痛性脳脊髄炎（ＭＥ）患者は、いずれ古いパターンから抜け出しますが、彼らをその居心地のいいところから現実へと引っ張りだすには大きな壁を乗り越えなければなりません。たいていの場合、環境や社会的状況に変化が起こると、それが引き金を解除することになって、「治癒の遅延」状態が動き出します。

人の快復を止めてしまう要因はほかにもあります。主なものとしては、毒性のもの、寄生生物の大量発生、そして最近では遺伝子組み換え食品などが挙げられ、こうした要因が、もともと別の要因で疾病プロセスにある人のエネルギーを取り囲むことがあり、「治癒の遅延」状態を引き起こします。寄生生物や毒性のものは体から排除できますが、やはりエネルギーを要します。体が修復もしくは再生段階にあるときは、すべてのエネルギーが一番大きな症状を治療することに集中します。ところが寄生生物は生存のためにエネルギーを必要とするので、宿主からそれを奪い、結果、体のシステムがバランスを崩してしまうのです。遺伝子組み換え食品は食生活から排除しようと思えばできるので、健康な方であってもそうすることをお勧めします［注4］。

本章では、スパイクについて詳しく見てきました。このスパイクという不思議な現象は、生物学的な試練だと考えられます。さらにスパイクは、修復段階で蓄積した細胞やバクテリアと一緒に、水分が器官のみならず脳の中継地点からも排出される段階でもあります。「スパイク」によって、多くの疾病の症状も説明がつき、この時期にさまざまな合併症が起こる理由もわかりました。スパイクは大きな痛み・苦悩を引き起こしますが、その存在理由がわかった今、十分な情報を集めることで、発生時期を予測できるようになりました。さらに、スパイク症状が生死にかかわる場合は、医師のアドバイスを求められるようにもなっています。

疾病というのは、停滞状態なのではなく、前進しているプロセスなのだということがわかりました。この発想の転換によって、疾病を抱えこむのではなく、そのプロセスを歩めるようになります。「患者＝疾病」ではありません。疾病が人間を定義づけるのではないのです。疾病は体が「レベルを下げて」機能していることを示すもので、体が治癒するために通過するプロセスなのです。

次章では、脳と器官のつながりについて述べていきます。ストレスが生じると、その出来事は脳のどの部分に閉じ込められるのでしょうか。なぜ葛藤の種類によって、影響を受ける器官や影響の種類が異なるのでしょう。脳では何が起こっているのでしょうか。中継地点という明快なシステムは、六段階に沿ってどのようにスイッチを切り替えているのでしょう。こうした疑問について、これから考察していきたいと思います。

訳注15：閃輝暗点。
訳注16：自覚症状がないままに致命的な合併症を誘発する病気。
訳注17：血管壁に入り込んだコレステロールが血管壁にコブを作った状態をプラークという。
訳注18：プラーク破裂によって破れた血管を修復するために血小板が活性化して凝集し、血栓を形成する。
訳注19：普通の風邪を引いた男性がインフルエンザだと騒ぎ立てること。

第8章　脳――生物学的な中継スイッチ・全疾病の記録係としての役割

「人間の脳の体重に対する割合は、人類にもっとも近い生物の割合と比べて三倍にもなる。この脳という偉大な器官が誕生するまでの道のりは険しく、痛みを伴う。そしてその形成には多大な労力を要する。体重の二パーセントの重さしかないというのに、脳はその個体が休息中であっても、体のエネルギーのおよそ二十パーセントを消費している。その進化にこれほどの労力を要するとは、何か特別な理由があるにちがいない」

――一九九九年三月十三日号『ニュー・サイエンティスト』掲載・スーザン・ブレークモア博士による〝Ｍｅ、Ｍｙｓｅｌｆ，Ｉ〟より

ずっと以前から、健康というテーマに惹きつけられてきました。さまざまな分野を学んできましたが、なかでも脳のＣＴスキャン読み取りという技術には、本当に驚嘆させられます。それまでは限られた医師にしか開かれていなかった領域に、突如として訓練を受けた者が足を踏み入れることを許されるようになり、人間の心の中でどのようにエネルギーが活動しているのか正確にわかるようになったのです。次にお話するバージットの事例からもわかるように、ＣＴスキャンとは驚くべきツールです。

慢性的なエネルギー欠乏――制御不能な状態

　バージットの訴えは「まったく元気が出ない」というものでした。いつも疲労と眠気を感じていて、意志の力だけでどうにか立っているという状態でした。エプスタイン・バーウイルスによる慢性疲労症候群（別称ＭＥ）でないことはわかっていましたが、何かがおかしいということにも気づいていました。

　バージットの物語は、文化・歴史保全農園で働いていた頃の話からはじまります。そこでは一九四〇年代の生活様式をそのまま取り入れていました。当時のバージットは元気溌剌、気力・活力にみなぎっていたそうです。ただ、農園の仕事は気に入っていたものの、共同住宅は性に合わなかったので、敷地内にあるアパートを探して何とか一人暮らしできるようにしました。その頃、十歳年下の男性と知り合って恋に落ちた彼女は、やがて妊娠します。残念なことに、妊娠数週間で流産してしまったのですが、スキャンで不完全流産が判明し、地元の病院で吸引手術を受けるよう告げられました。

　病院で看護師と相談し、全身麻酔は施さないことにしてもらいました。彼女の様子を見た主任看護師も、手術は緊張せずに受けられそうだという判断でした。局部麻酔をかけ、すべては順調に進んでいましたが、手術がはじまると吸引器の音がまるで騒音をたてる掃除機のように響きました。

　血の気が引きました。「動いたら危ない」という思いが駆け巡ります。「自分で決めたんだもの、気絶なんてできないわ。でもどうにかなりそう」。手術が終わると、バージットはその体験を意識的に抑えこみ、すぐに自分を取り戻しました。

ところが数週間後、腎臓の鈍痛に気づきます。どことなく異常を感じたバージットは、取るものもとりあえず医師の診察を受けました。診断は腎盂感染症。高熱が出て、腎臓に鋭い痛みが走ります。まるで四六時中、そこにナイフを突きつけられているようでした。あとになってわかったのですが、腎臓結石を排出する際の痛みだったのです。その五週間、バージットは母の家に移り住みました。

治癒の最終段階に入った頃、恋人が会いに来て、バージットがもう元のアパートに戻れないこと、農園内にも住む場所がないことを告げました。またもやショックを受けることになったバージットは、もう自分の居場所はどこにもないと感じました。その後、深いうつ状態になり、一ヶ月半というもの、ベッドでほぼ寝たきりとなります。この時期、恋人以外とは誰とも会わず、バージットはまた妊娠します。うつ状態のまま出産した彼女は、これで落ち込みから抜け出せるかもしれないと思いました。ところがその逆で、バージットは追い詰められ、身動きが取れないように感じ、その悲惨な状況から抜け出すことができませんでした。

やがて恋人の家に引っ越しますが、うつと闘う日々が三年半続きました。バージットは恋人を深く愛していましたが、彼は問題を抱えた彼女との折り合いをつけられなくなり、結局二人は別れます。このとき、思いがけずうつ病が解消しますが、エネルギー不足の状態は深刻化しました。

会っただけでは、バージットがそこまで苦しんでいるとは思えなかったでしょう。しかし彼女のCTスキャンを調べてみると、いくつかの小さなリング状のマーキング（印）があることに気づきました。特定の器官と相関するマーキングです。

私はCTスキャンによって、うつ病の原因となった二つのショックだけではなく、問題が生じていた器官も示すことができました。一例として、過去に消化できなかった（受けつけられなかった）問題が示されていることを伝えると、そういえば友人の一人がおかしくなって数週間ほど行方不明になって心配したことがある、という答えが返ってきました。

しかし示された結果の中でバージットがもっとも納得したのは、甲状腺の話におよんだときでした。過去に甲状腺の異常を感じたことがなかったか訊ねると、彼女の答えはノーでした。そこで私は、大脳皮質の左前側の部分に現れている、斑点のある小さなリングを見せました。リングは再生段階にあることを示していて、しかもそれは「治癒の遅延」状態にありました。友人の医師に訊ねると、このリングが表す問題はエネルギー不足と慢性的な疲労感ということで、その症状は通常、甲状腺機能低下症として知られています。

私は、無力感などの原因となった出来事にまつわるエネルギーを解放できると説明しました。エネルギーを解放すると、甲状腺の機能が戻り、疲労感も消えて元気を取り戻すことができるはずです。

バージットに既往歴をまとめてくるよう頼むと、彼女はその夜、四ページにわたる記録をまとめあげ、UDINショックとなった原因を突き止めました。それは無力感を覚えたあの手術でした。吸引器の音を耳にして恐怖で動けないと感じたときに、UD－Nショックが起こっていたのです。翌日、二人でUD－Nショックと潜在する閉じ込められたエネルギーを解放しました。すぐに気分が良くなるのを感じた彼女は、その後数日で疲労を覚えなくなり、すっかり元気になりました。

バージットの症状をもう少し詳しく説明しておきましょう。脳の灰白質（大脳皮質）の左前側で中継スイッチが作動します（スイッチオン）。この中継地点は甲状舌管と相関関係にあります。甲状舌管とは、甲状腺ホルモンを血中に放出させる管のことで、これが膨張すると、二種類の甲状腺ホルモンが体に放出され、急速に血中へと流れ込みます。この二種類の甲状腺ホルモンとは、トリヨードサイロニンとチロキシンというホルモンで、代謝を調節する役割を果たしています（簡単に言うと、短時間にエネルギーを燃焼させてタンパク質を生成するための調節機能です）。

甲状舌管を膨張させると、迅速な反応を促すことになり、自分が無力感を覚えるものに対しても対応できるようになります（バージットが無力感を覚えたのは、苦痛と騒音をともなう手術でした）。ストレスが解消されると、甲状舌管も自然に修復して小さくなり、血中へ流れる甲状腺ホルモンの量も減少します。つまり、甲状腺ホルモンが減ってエネルギーも減少していたのです。

心と体のつながりとエネルギー

心と体はリンクしているのでしょうか？　「心と体のつながり」は、疾病の要因の中でもまったく疑う余地のない要因の一つです。しかし医療専門家は、患者を治療しようと生物化学のみに着眼するあまり、この心と体のリンクを見落としているのかもしれません。

大量の生体物質が活動していることは確かです。神経ペプチドは脳内を駆け巡り、体がどう反応するかを方向づけしています。このことは科学的に十分に解明されていることです。こうした生化学的反応とその関係性は、ポジティブ思考やネガティブ思考が体の姿勢や呼吸法、血液成分に影響を与えるという事実を見れば簡単にわかります。

証明も簡単にできます。たとえば、抑うつ症は脳内・体内のセロトニン量（濃度）を低下させて血液成分に変化を生じさせます。このセロトニンというホルモンの減少は、呼吸や態度（姿勢）にも影響を及ぼします。つまり、世の中を見る目、言動、歩き方、話し方などが変わり、その振る舞いも変化するということです。そのために、抑うつ症患者はエネルギー量（活力）が低下し、何もしないで膨大な時間を過ごす傾向があり、あらゆるものに対して味気なさを覚えます［注1］。

プロザックは、抗うつ剤の中でも最初に名前が挙がる薬ですが、このような薬を服用すると、抑うつ症は目に見えて解消します。服用して三週間もしないうちに、ほとんどの抑うつ症患者は効き目を実感できるでしょう。

たとえば高血圧を抑える作用があるベータ遮断薬など、人間の思考とはまったく関係のない作用が目的で作られた薬でも、実際に服用すると人の考え方に大きな影響を与えることがあります。そう考えると、人間の思考は生体の化学組成とリンクしていると言っても間違いではないでしょう。同じように、生体の化学組成は人間の感情ともつながっています。この見解はとくに急進的でも斬新でもありません。不思議なのは、医療専門家がこの明々白々たる心と体のつながりを認めていないことです。

医療専門家はエネルギー分野に関しても都合よく無視を決めこんでいますが、エネルギーの存在は容易に証明できます。化学の授業を覚えているでしょうか。化学反応が起こると熱が発生しますが、熱はエネルギーです。神経経路を例に考えてみましょう。神経経路は、電気エネルギーを用いて、体・心のあらゆる所でコミュニケーションをとっています。つまり神経インパルス(神経線維を伝わる活動電位)のスイッチをオンにして、神経伝達物質を身体へ放出するというわけです。これが化学反応というもので、そこには熱が生じます。

神経の電気的エネルギーは目には見えませんが、このエネルギーの伝達も、電球に電力を供給するのと同じエネルギー伝達です。もちろん、電球に比べれば小規模なものですが、とにかく私たちが何か考えると、熱エネルギーが変化して、それが生化学反応とともに電気的エネルギーの変化を起こし、結果として心と体にも変化が生じるというわけです。心と体の大きな変化の原因には電波もかかわっています。これについても幾分見て見ぬふりをしてきた医療関係者ですが、ある領域では、もう何十年もこの電波を活用してきました。

電波が私たち、つまりは脳や器官を取り巻いているということは簡単に証明できます。また、脳や器官が順番に電波を送受信しているということも証明できます。非侵襲型機器であるＥＥＧ(脳波を測定する脳波計）やＥＣＧ（心電波形を測定する心電計）を使用すると明らかです。脳波や心電波形を測定できるということは、思考の変化を通じて私たちから波が放出されるということを示しています。非侵襲性技術を使って筋肉を刺激することもできます。たとえば低周波治療器は、鍼治療のように体に針を刺すのではなく、皮膚にパッドを当てて痛みを軽減させるもので、人体が電波を受信できることを示しています。

ある科学者チームがおこなった興味深い実験により、私たちから電波が生じているということが確認されました。この科学者チームは六十四個の電極が並ぶスカルキャップを作成し、特殊なコンピュータアルゴリズムを用いて、被験者が思考だけを通じてコンピュータスクリーン上でカーソルをコントロールする様子を実演してみせました［注2］。この技術の進歩はめざましく、実験で用いた機器から電極数を大幅に減らしたものが、ラップトップやタブレットＰＣなどと同一価格で手に入ります（http://www.emotiv.com/）。

こうしたことから、脳や器官は電気的な情報を送受信し、その周辺に電場を作り出していると考えられます。この電気的情報は、体中およびすべての器官のあらゆる部位を張り巡らす神経を介して送受信されます。電流が配線を通ると電場が生じますが、この電場はその人自身および周辺のあらゆるものと情報交換すると考えられています。ピーター・フレイザーによる最近の調査では、心臓が脳や神経系とつながっていることを示しており、カリフォルニアのＨｅａｒｔ Ｍａｔｈ研究所など、そのほか多くの研究チームが、フレイザーの調査結果を支持しています［注3］。心臓の六十五パーセントから七十パーセントは神経細胞だと考えられています。そして心臓が鼓動を打つたびに、電波が放出されて心臓を流れる血液に情報を刷り込み、心と体に生化学的な変化を起こしているようです。

私たちが周囲に電場を作り出しているという事実は、最近になって解明されたわけではありません。その証拠に、警察や救急隊はもうずっと前から独自に設計された熱探知カメラを使って犯罪者を追跡したり、捜索・救助活動をおこなっています。この事実にわざわざ言及するのは、これが「心と体のつながり」のさらなる証拠となるからです。つまり思考は私たちのエネルギーを変化させるということを示しているのです。感情とは思考であり、これもまた人間の生化学的な状態に変化を及ぼします。私たち人間を構成する要素、つまり思考、感情、体などはそれぞれが独立した要素だと思われていますが、実はすべてつながっていて、完全に統合されたものなのです。

思考、感情、疾病

なぜここで思考・感情・疾病を重要視するかというと、医療専門家が、思考、ひいては感情を疾病から切り離してしまったからです。もし医師が、思考は体の反応の仕方に関係していると信じていれば、医療診断が患者に与える影響力について考えを改めるはずです。診断結果でがんが推測される場合などはなおさらです。医師だけではなく、代替医療や補完医療のプラクティショナーも慎重さが求められます。査定時や医療診断を受けるときには、それがいかなる種類のものであっても患者の意識は緊張状態にあり、医師の言葉には劇的な影響力があります。呆然としながら診断を聞き、その内容が恐ろしいものであったり、受け止めがたいものであったりすれば、それがＵＤＩＮショックとなることも多々あるのです。

伝統的な医療を具体的に見ていくと、調査方法が実に還元主義的であることがわかります。研究者は心と体を考察しません。個々の細胞を調べ、取り外して分解し、異常細胞の中で何が起こっているのかを見つけ出そうとします。そしてこのたった一つの細胞の化学的性質・構造を変化させる薬を開発し、その細胞構造を修復もしくは破壊します。忘れてはならないのは、研究者はこの異常細胞をほかから切り離した状態で、環境や患者の精神状態などを考慮に入れずに研究しているということです。

本当にそうだろうかと思われる方は、化学療法があらゆる複製細胞に与える影響を少し考えてみてください。副作用については検討されません。なぜなら、還元主義者の観点に立つと、副作用は迷惑な副産物だからです。患者の精神状態についても考慮されません。なぜなら、化学療法薬はがん細胞だけを破壊するという理論が成り立っているからです。ところが実際に化学療法を受けた患者に訊ねてみると、副作用は恐ろしいものだとみな口をそろえて言います。化学療法が体におよぼす副作用によっては髪が抜けることもあります。爪など、複製するほかの細胞も同様に影響を受けます。そして化学療法が精神面におよぼす副作用によって、患者は自尊心を失ったり、不機嫌になったり、苛つき、落ち込み、性欲の減退が起こることもあるでしょう。そして患者の自己の捉え方にも変化が生じます。化学療法薬を服用していると、味覚や嗅覚すら変わることがあり、猛烈な吐き気を感じる患者の報告も頻繁にあります［注４］。

心的外傷後ストレス障害（ＰＴＳＤ）

ＵＤＩＮショックを経験すると、感情面で生じた影響がシステム内に閉じ込められます（95ページ参照）。感情が神経系に保存されるという事実は、簡単に証明できます。過去にうれしかった出来事を思い出してみてください。ほとんどの人は、当時の感情がよみがえるはずです。感情がどこかに残っていて、たいていの場合は簡単にアクセスできるからです。それがＵＤＩＮショックであっても、幸せな感情と同じようにシステム内に閉じ込められます。

アメリカのデューク大学認知神経科学センター心理・脳科学部と脳画像・分析センターが二〇〇五年におこなった研究によると、トラウマ経験者は興奮と回想のサイクルにとらわれるということがわかりました。この研究では、とくに心的外傷後ストレス障害（ＰＴＳＤ）についての調査がおこなわれました。

ＵＤＩＮショックを経験すると、ＰＴＳＤと同じような反応が起こります。両者は同じとまでは言えないものの、本質的に類似しています。人にＰＴＳＤを引き起こすような出来事の例を挙げると、事故、死、戦争、大火災など恐ろしいものばかりです。このような心理的障害は、兵士、緊急医療隊員、消防士などに多くみられます。

機能的磁気共鳴画像装置（ｆＭＲＩ）は、比較的新しく複雑な画像法で、磁気と電波を使って体内を調べるものですが、研究者がこの装置を用いて次のことを立証しました。被験者が恐ろしい出来事の記憶を再評価すると、その出来事が脳、とりわけ扁桃体と海馬という感情的記憶を処理する部位に現れるということです。恐ろしい出来事は閉じ込められて、そのときの光景と感情が延々と続くループにとらわれていました。この研究がほかの研究と大きく異なる点は、ある程度の時間を経過させてから被験者の回想を査定したというところにあります。それまでの研究では、時差は数分程度でしたが、この研究では一年という時差を設けました［注5］。

注目すべきは、PTSD患者が、ショックを受けた出来事によって心理的にも身体的にも影響を受けているということです。深刻な心理的変化が生じるだけではなく、PTSD患者は心疾患、呼吸器系・消化器系・生殖器系の疾患、糖尿病、関節炎、苦痛などを抱えていることがわかりました。この結果が示しているのは、ストレスを感じた特異な出来事とある種の疾病のあいだには、明瞭かつ証明可能な直接的つながりが存在しているということです。

ACEの立場からすれば意外ではありませんが、PTSD患者に見られるこれらの疾病の明らかな原因に関して、医療専門家がどのように解釈しているかは知られていません。彼らの解釈は、PTSD患者が受けるストレスが体に影響を与え、疾患や病気のリスクを高めるのだろう、というものです［注6］。

PTSDに関係する疾病と葛藤

それぞれの疾病が関係する葛藤の種類をわかりやすくリストにしました。

疾病・症状	関連する葛藤
冠状動脈性心疾患	家や仕事など大切なものの喪失。自己の領分。
呼吸器系の疾患（気管支・喉頭粘膜）	人からの迫り来る攻撃に対する恐怖。 領分に関する恐れの葛藤。
消化器の異常（胃・肝臓・胆嚢・膵臓粘膜）	誰かに何かを奪われたという怒りの感情。 領分に関する怒りの葛藤。
消化器の異常（消化管）	消化（受容）できなかったもの。 腹の中に留まっている、受けつけられない出来事。
1型糖尿病—高血糖症（β細胞・インスリン注射）	変化への抵抗もしくは他人からの自己防衛。
2型糖尿病—低血糖症（α細胞・栄養制限食）	嫌悪するものに対する恐れ。
関節炎	人との辛い別れ・自己価値観の欠如。
痛み	ほとんどは腎集合管に関係。見捨てられた気分。 別の疾病の修復・再生段階。
生殖器系の疾患（卵巣・精巣）	深刻な喪失。

これらの疾患・異常はすべてＰＴＳＤ患者に見られるものです。これが意味するのは、脳と行動に影響を与えるとされる神経機能障害が、特定の疾病と関係しているという証拠になるかもしれないという

ことです。つまり、ストレスを感じたある出来事が脳の決まった部位に影響を与え、今度はそれが生物学的な理由によって特定の器官に影響を及ぼすのです。このことを示すさらなるエビデンスもあります。それは、脳の特定の部位が活動状態にあることを示すPTSD患者のMRI画像です［注7］。

脳画像技術によって、脳の特定の部位とパーキンソン病特有の動作のあいだに直接的なつながりがあることも判明しました［注8］。また別のエビデンスによると、脳の補足運動野と一次運動野が基本動作を司っていることが立証されています［注9］。

発生学

脳画像と体の特定の器官を調べる数多くの実験と同様に、それらの研究のほとんどは、たとえばパーキンソン病や多発性硬化症などといった神経経路に作用する疾病もしくはその動きに関するものです。脳の各部位がどの場所に位置し、それぞれが特定の器官とどのように関係しているのかを示している研究もあります。

こうした研究の一つに、ワイルダー・ペンフィールドが一九五〇年代におこなった実験があります。てんかん患者の発作を止める手段を探す目的で、てんかん患者に局部麻酔を施し、外科医と話せる状態（＝覚醒状態）で開頭手術をおこないました。ペンフィールドはその手術中、患者の大脳皮質の一定の部位に電極を当てることによって、体の特定の部位を刺激したのです。彼は、脳が見事に整備されたシステムであり、左右に交叉していることを立証しました。交叉とはつまり、脳の左側を刺激すると体の右側に刺激が伝わり、脳の右側を刺激すると体の左側に刺激が伝わるということです（次のウェブサイトで感覚皮質の電極実験を楽しむことができます www.pbs.org/wgbh/aso/tryit/brain/）。

近代の脳地図（マッピング）によって、脳の各部位とそれぞれの機能が定義付けされ、脳と体は鮮やかに系統だったシステムでつながっているらしい、ということがわかりました。体の各器官はそれぞれが脳の決められた部位につながっています。たとえば、視覚を処理する部位は脳の後頭葉にあります――文字通り、後ろに目があるというわけです。音は側頭葉で処理され、触覚を司る感覚野は脳の頭頂葉にあります。

とはいえ、この種の脳地図は少し旧式で、大脳皮質しか描いていません。しかし、ここに人体構造を論じる上で注目すべき分野があります。この分野は、十分に認識されながらも幾分無視されがちですが、特定の器官と脳の各部位のあいだにあるリンクに関するものです。このリンクを理解するには、まず発生学を考察しなければなりません。発生学は、医学部でも四日ほど教えられるだけで、あとは未熟児専門の医師にでもならない限り、忘れ去られてしまうものです。

このリンクを説明する前に、まず発生学の基礎をおさらいしておきましょう。発生学とは、受精卵が子宮に着床した時点から胎児になるまでの過程を研究する学問です。人間は、一つの細胞からはじまり、それが五十兆個の細胞に分裂して形成されます。最初の三十日間で細胞は内胚葉、中胚葉、外胚葉という三種の層に分かれます。これらは〝germ layers〟（胚葉）という紛らわしい名称で知られていますが、細菌や病原菌とは関係ありません［訳注20］。しかし、この三種の層は、疾病の修復・再生段階における真菌、バクテリア、ウイルスに対する体の反応と華麗にリンクしています（228ページ参照）。

各胚葉が、さまざまな器官のある特定の部位を形成します。内胚葉（内層）由来のものには口から肛門までを結ぶ消化器系があり、肝実質、膵臓実質、肺胞もここに含まれます。腎臓の集合管もまた、脳幹に現れ［訳注21］、全身に溜まった水分を調節する役割を担っています（注：腎臓の集合管は脳の中胚葉部位から発生するもので、内胚葉管理の器官ではありません）。

中胚葉（中間層）に由来するのは、皮革状の皮膚です。これは真皮と呼ばれ、体を覆って保護しています。心膜、腹膜、胸膜なども中胚葉由来です。心膜は心臓を包む厚い膜で、腹膜は消化器（肝臓を含む）を覆い、胸膜は肺を覆っています。乳腺もまた、中胚葉管理の器官です（脳の中間層）。骨格、横紋筋、心筋、腱、歯、軟骨もこの中胚葉に由来します。腸、胃、食道の平滑筋もここに位置づけられます。

外側にある外胚葉に由来するのは感覚器官です。人間は感覚器官によって外界とつながっていますが、もっともわかりやすいものは表皮として知られる皮膚の外側の層でしょう。また、体の粘着性のある部分を粘膜と呼びますが、これは器官の乾燥を防ぎ、生命維持に不可欠な感覚フィードバックをおこなう役割を担っています。このフィードバックのおかげで、人間はその環境内でうまく機能し生存できるのです。鼻粘膜（嗅覚）も外胚葉由来で、そのほか気管支粘膜、喉頭粘膜、胆嚢管、肝臓粘膜、胃粘膜、十二指腸粘膜、膵臓粘膜などがあります。面白いことに、冠状動脈と冠状静脈も大脳皮質に現れ［訳注22］、膵臓のランゲルハンス島α細胞・β細胞、甲状舌管、咽頭腺も同様です。網膜や硝子体などの視覚を司る部位、聴覚を司る部位、そして体の表皮・運動・触覚などを介して得られる感覚情報も大脳皮質に現れます。

要するに、私たちは受精した一つの細胞からはじまり、三種の胚葉に分化します。そして分化するときに、各胚葉がそれぞれ神経系と脳の決められた部位につながります。内胚葉は脳幹と結びつき、中胚葉は脳の後部にある小脳と結びつき、器官を覆う膜を形成します。中胚葉はまた、白質（大脳髄質）とも結びつきます。大脳髄質は体を支える役割を担うもの、つまり筋肉や骨格とつながります。外胚葉は大脳皮質と結びつき、結果として、人と外界をつなぐ感覚器官とも結びつきます。

発生学と脳の構造がリンクしているということは、簡単な器官マップを見れば理解できますが、この認識はこれまであまり注目されずにきました。後述するテーマは、今のところまだ部分的にしか科学検証されていませんが、体の構造が発生学および脳の層に余すところなく表れていることは間違いないようです。したがって、たとえばＰＴＳＤ患者が非ＰＴＳＤ患者よりも心疾患、呼吸器系・消化器系・生殖器系の異常、糖尿病、関節炎や苦痛を抱える傾向があるのだとすれば、それは恐らくＰＴＳＤ患者が経験している継続的なストレス感情が関係していると考えられます。

体の各部分が発生学に基づいてそれぞれ脳と結びついているのなら、症状や異常が現れている器官を発生学の観点で見てみれば、病気とストレスのあいだにある明らかなリンクに気づくはずです。ストレスを感じる出来事が起こると、その出来事は脳の特定の部位に現れます。ここで言う脳の特定の部位とは、ストレスの影響を受ける器官と相関する部位を指しますが、器官全体と相関しているのではなく、特定の胚葉のみに相関しています。

では、二種類の胚葉に由来する肺を例に考えてみましょう。肺胞は内胚葉（内層）と結びついているので、脳幹とも結びついています。そして気管支粘膜は外胚葉（外層）と結びついているので、大脳皮質とも結びついています。この二種類のまったく別の胚葉が、脳内の二つの異なる部位に現れるわけですが、医療専門家の立場では、これらはただ「肺」としてひと括りにされてしまうのです。

話は脳と体のつながりに戻りますが、各胚葉に作用すると考えられる基本的概念にはどのようなものがあるのか見てみましょう。

内胚葉（内層）

内胚葉は脳幹と結びついています。この内胚葉の層（脳幹）とリンクする器官は、実質上すべての部位が消化と関係しています。この層に影響を及ぼす特有のストレスとしては、見聞きしたことを消化（我慢）できないストレスが挙げられます。たとえば、明らかに潔白なのに嘘つき呼ばわりされるなどです。ここに現れる疾病は、本人が問題を効率よく消化できるよう手助けすることを目的とし、影響を受けた消化管・器官の表面積を広げて、詰まったものを迅速に吸収できるように導きます。これはストレス段階に起こります。

中胚葉（中間部分）

中胚葉は二つの部位と結びついています。一つは小脳で、ここに反応を起こすストレスとしては、差し迫る攻撃などが挙げられます。たとえば、腹膜肥厚を起こしている腸の緊急手術などです。小脳と結びついている器官に現れる疾病は、器官を攻撃から守ることを目的とし、ストレス段階で真皮を肥厚させてその目的を果たします。顔に出るニキビもその一例です。面目を失う、顔をつぶされる、という表現にあるように、ニキビは自分という人間に向けられた攻撃を意味しています。皮膚（細胞）はまず増殖して、修復・再生段階でバクテリアに食べられます。このときニキビや膿が皮膚から搾り出されます。

自分自身を支えることができない、もしくは周囲からサポートを得られないという問題は、骨格および筋肉に影響を及ぼすので、中胚葉と結びつくもう一つの層、つまり大脳髄質に現れます。ここに影響を及ぼすストレスとしては、深層意識下で自分の価値を認めていないため、人に踏みつけられても我慢するといったストレスが挙げられます。腰椎の軟骨は、ストレス状況が解消されて修復・再生段階に入ると頑丈になります。大脳髄質に現れる疾病は、影響を受けた筋肉、骨、軟骨、腱などを強化することを目的とし、結果として本人が強くなり、自分自身で自分をサポートできるようになるのです。これは修復・再生段階で起こります。

外胚葉（外層）

外胚葉は関係性の問題、たとえば、自己の領域の問題（男性に多い）、社会生活上の問題（女性に多い）などから影響を受けます。ほかには、攻撃される恐怖、別離問題、身動きの取れないような感覚などが挙げられます。大脳皮質に現れる疾病は、粘膜（鼻粘膜、胃粘膜、気管支粘膜など）に影響を及ぼすタイプのものです。乳管など、特定の管にも影響があります。そのほか、膵臓のβ細胞、運動神経、目の特定部位、表皮、爪、髪、聴覚受容器としての耳、冠状動脈、冠状静脈など、これらはすべて大脳皮質に現れます。基本的に、外の世界との「関係性」にかかわる問題やその関係性の欠如はほとんど、外胚葉・大脳皮質に現れます。大脳皮質に現れる疾病の生物学的な目的は、簡単に言えば、起こっている問題に対して鈍感になるように促すことで、その結果、問題に効率的に対処できるようになります。これは常にストレス段階で起こります。

CTスキャンから読み取れるのは？

脳の各胚葉が、器官の相関する胚葉部位と系統的・組織的に結びついているのなら、器官の病変が生じている胚葉部位を調べてみれば、理論上は、その器官に相関する脳の部位に何らかの活動もしくは痕跡を見つけられるはずです。ここからは、具体的な症例を見ていきましょう（次のウェブサイトでCT

スキャン画像をご覧いただけます。疾病がどのようにして相関する脳の部位に現れるのかを示しています。www.whyamisick.com)。

ネフローゼ症候群

教え子の一人は、過去にネフローゼ症候群を発症していました。従来、医療においてネフローゼ症候群は腎臓の障害によるものと考えられていて、体の一定の場所に大きな浮腫（むくみ。過剰水分やアルブミンというタンパク質が関係する）が起こるとされています。彼の場合、ネフローゼ症候群は全身に影響し、症状は主に下腹部と睾丸に現れました。腫れはほかの部分にも出て、顔が膨れて満月のように丸くなったこともありました。通常、治療にはプレドニゾロンというステロイド剤が大量に処方され、顔が真ん丸に膨れるのはその副作用だと考えられています。しかし、腎集合管症候群の症状が出ている患者の観察記録によると、ステロイド剤を使用する前から顔が膨れるので、ステロイド剤とは無関係だということがわかります。

この極端な腫れは、孤独感や見捨てられたような感覚を覚えるＵＤＩＮショックが原因です。ステロイド剤には、実は体をストレス段階に追いやり、特定の部位に余分な水分を集めてしまう作用があります。利尿薬を使用すれば一定以上の水分貯留は止められますが、ステロイド剤と同様、対症療法でしかありません。彼のＣＴスキャンには、腎臓の集合管に幾つかの白い輪が現れていました。この白い輪は、カルシウム沈着の痕跡で（疾病プロセスの完了を意味します）、脳幹と対応していました（内胚葉と結びついています）。

彼は疾病によって起こった反応を認めました。引き金となったＵＤＩＮショックは、彼が二歳のとき、エディンバラでの休暇中に両親と離ればなれになった経験でした。子どもの頃は孤立するのが怖く、とくに友人の様子がいつもと違ったり冷たかったりすると強い不安をおぼえました。そして何よりも、両親が出かけると極度の不安とストレスを感じ、もう戻ってこないのではないかと心配していたそうです。両親は出かけようとすると息子が鳴き叫ぶので、普通の世間づきあいもできないほどでした。この感情的な引き金が、疾病プロセスを何度も再発させていたのです（155ページ参照）。十八歳になる頃には症状も治まって、今はこの疾病から解放されています。

不安神経症

第４章でお話したルシールは、長引く不安神経症に悩んでいました。ＣＴスキャンを見てみると、甲状舌管と咽頭腺が同時に活性化しているのが明らかでした。甲状舌管と咽頭腺がこのように影響を受けると、急性不安が起こります。

ＣＴスキャンには、いくつかのリングが大脳皮質に現れていて、問題がＵＤＩＮ反転して修復・再生段階にあることを示していました。中央にたくさんの白点も現れていましたが、これは問題が慢性化していて、再発を繰り返し、表面に出なくても常駐しているということを意味しています。そのため、ルシールはときおり不安発作に襲われていたのです。

心膜肥厚

エネルギー不足で悩んでいるクライアントがいました。運動するたびに息が切れ、咳き込みます。医師にも診てもらいましたが、あれこれと検査したものの原因はわかりませんでした。脳のCTスキャンを見せてもらうと、心膜と相関する部位にリングがはっきりと確認できました。これが原因で心膜が肥厚化していたのでしょう。幸いにも、彼は感情面での問題は抱えていませんでした（妻との関係は良好でした）。ただ、無能な上司から大好きな職を脅かされて人生がひっくり返ったという不満がありました。スキャンに写ったリングは、心臓に向けられた攻撃、つまり大好きな仕事への攻撃を示していました。

骨肉腫

二人の幼い息子を持つある女性クライアントは、中部胸椎に骨肉腫を発症していました。スパイクに入るちょうど数日前にCTスキャンを撮り、その後、激痛が起こりました。背中を突き刺されるような感覚で、同時にてんかん性発作が三分間起こり、偏頭痛がずっと続いたそうです。頭痛は徐々に治まりました。

このような疾病は、非常に深い個人レベルで自尊心欠如による葛藤が起こると発症します（49ページで述べた私の椎間板ヘルニアの事例とよく似ていますが、さらに深刻なケースです）。併発する腎集合管症候群の影響もあります。彼女は会社で、モラルに反する上に、合法すれすれのことをおこなうようビジネスパートナーに強制されたのです。問題を解決し（UDIN反転）、修復段階とそれに続くスパイクで胸椎の激痛という症状を乗り越えました。やがて痛みも和らぎました。通常の医学用語では、彼女が経験した症状は脳腫瘍という扱いになるでしょう。しかしACEの観点では、これは修復段階で大量の水分を蓄積させる脳の中継地点の周りにグリア細胞が集合するからだと考えます（グリア細胞は中継地点を治療する脳の修復細胞です）。スパイクが起こると、この余分な水分は脳内を締め付けながら排出されます。まるでオレンジを皮ごと絞ってジュースを押し出すかのような圧力です。

このときに生じる症状は激しい頭痛・偏頭痛で、ときには発作を起こすこともあります。膨張した脳が眼球の後部を圧迫し、人によっては目の前に閃光が走り、脳の別の部分が痛むこともあります。片方の眼球が眼窩から押し出されるような感覚をおぼえる人もいるでしょう。自然治癒に身をまかせると、水分量はやがて減少し、眼球も通常の状態に戻ります。私のクライアントの場合は、右目が少し押し出されるような感覚がありましたが、すぐに治まったそうです。

不妊症

別の女性クライアントは、激しい出血と月経痛があり、原因不明の不妊症を患っていました。脳のCTスキャンを調べると、UDINショックによる卵巣異常を示していました。過去に流産したことがあり、あかん坊のことを思い茫然自失状態になった彼女は、その頃から月経異常がはじまったそうです。UDINショックを解消すると、彼女は妊娠して可愛い男の子を授かりました。

過敏性腸症候群

過敏性腸症候群の症状が出ているクライアントがいました。そのCTスキャンを綿密に調べてみると、リングがはっきり現れていたのですが、ところどころに断続的な部分があり、リングの中にはいくつかの白点が確認できました。これは問題を何度も繰り返していることを意味しています（155ページ参照）。現れていた症状は便秘とそれに続く下痢。極端な例になると、クローン病（炎症性腸疾患）などのより深刻な疾病に進むこともあります。

小葉がん

医療専門家は、二種類の乳がんがそれぞれ別の胚葉に起因するということに関心を払いません。しかし、乳がんの二十七パーセントは小葉がんで、小脳（中胚葉）に現れます。一方、七十三パーセントは乳管がんで、大脳皮質（外胚葉）に現れます。小葉がんのストレス段階にある女性の脳CTスキャンには、小葉がん（乳腺）の位置にリングがはっきり確認できます。小葉がんは、深刻な心配事もしくは息子・娘との口論が原因で発症します。

体と脳のつながり

これらの理論の正当性を完全に立証するには、この分野におけるさらなる研究が必要ですが、圧倒的多数のエビデンスが、脳と体が見事にリンクしていることを示しています。つまり、脳のCTスキャンを調べれば、ほぼ正確に病歴が判明し、ひいては患者が経験したトラウマを突き止められるのです。同様に、進行中の症状も正確に把握することができます。

これまでにさまざまな脳CTスキャンを調べてきて、それが科学的であると同時に芸術的ですらあることに気づきました。スキャンを読み取る専門家によって、特定のリングの解釈が異なることはありません。その点ではまだ弱点もあり、エネルギーの研究ツールとしては改善の余地もあるでしょう。しかし、従来の診断ツールも完璧ではありません。近代医学が利用できる素晴らしい画像装置が数多くあるにもかかわらず、誤診は減っていません。

次章では、論争の的となる微生物・病原菌について詳しく見てみましょう。真菌、バクテリア、ウイルスがどのように疾病プロセス全般にかかわり、治癒に手を貸すために体と共生しながら働いているかを説明します。

訳注20："germ"は「胚」という意味とは別に、「細菌・病原菌」という意味もある。
訳注21：後述されているが、細胞が三種の層に分化するとき、内胚葉は脳幹と結びつく。ここで言う「現れる」は、その内胚葉由来の器官が脳幹と相関（リンク）しているの意。
訳注22：訳注21と同様に後述されているが、細胞が三種の層に分化するとき、外胚葉は大脳皮質と結びつく。

第9章　バクテリア、ウイルス、真菌——邪悪な殺人鬼？　善意の治療者？

「十九世紀、人類は神に対する恐れの心を失った。そして病原菌を恐れるようになった」

——出典不明

私が子ども時代を送った一九六〇年代、世間では「潔癖」ブームが巻き起こっていました。誰も彼もが隅々まで消毒するのに忙しく、危険なウイルスやバクテリアが家に紛れこんだらどうしよう、家族の命が危ないかもしれないと、被害妄想でおかしくなりそうなほどでした。この大きな恐怖心は、広告業界のお偉方やメディアによって四六時中あおられていました。家の中のあらゆる場所を掃除してください、とくにキッチンカウンターや浴室が不潔だと、こんな問題が……と絶え間なく報道していたのです。徹底的な無菌状態。それが良しとされていました。

ところで抗菌グッズが出回るまで、世間の人々はどうしていたのでしょうか。風邪が大流行？　しょっちゅう下痢？　危ないバイ菌やウイルスのせいで、人がバタバタ倒れたり死んだりしていたのでしょうか？　近代の認識ではバイ菌やウイルスこそが疾病の元凶・首謀者でした。私たちが健康でいられるのは、すべてワクチンと近代医学介入のお陰なのでしょうか。

もしかすると、私たちは健康だと吹き込まれているだけで、実際はそれほどでもないのかもしれません。なぜなら、いくら新しいワクチン、抗真菌剤、抗菌性・抗ウイルス性商品が導入されても、そうした病原菌に泣かされることはあるからです。マーケティング専門家は、死を招くかもしれない「不衛生で邪悪な細菌」の危険性を説き、その言い分を素直に信じた私たちの生活空間には、今では洗浄剤が溢れかえっています。ところがその専門家が、細菌を非難する一方で「体に良いバクテリア」の効果を唱え、そのようなバクテリアが食品にまで利用されています。

バクテリア・バイ菌はことごとく有害なものだと言って聞かされてきたのに、今度はわざわざ体にバクテリアを入れようだなんて、妙な話です。ブランド印の殺菌性食品をお好みのヨーグルトに混ぜて、胃腸のバクテリアをほぼ全滅させよということでしょうか。メディアもマーケティング会社も、頭がおかしくなったのでしょうか。いいえ、細菌などの微生物が存在する理由をきちんと確かめもせずに、彼らの言い分を信じてしまう私たちのほうこそ、おかしいのかもしれません。

治癒過程で重要な役割を担う微生物

数年前のこと、ミュンヘンでおこなわれた研修に参加し、治癒過程におけるウイルス・バクテリア・

真菌といった微生物の重要な役割について、ある医師の講演を聴いてきました。彼の話によると、微生物は脳の決められた層にしか作用しないということです。曰く、進化の面で古いバクテリアと真菌は脳幹。それらよりも新しい菌は小脳。進化の面でまだ新しい部類のバクテリアは大脳髄質（白質）と共生関係にあり、ウイルスは大脳皮質に作用します。

講演を聴いたとき、この医師は頭がおかしいに違いないと思いました。というのも当時の私は「真菌もウイルスもバクテリアも有害なもの」という信念体系に凝り固まっていたからです。現に私たちは、食品の衛生状態が悪いと体にバイ菌が入って下痢になると教わってきました。真菌感染症は、プールの更衣室の床やジム専用靴など、高温多湿の環境ではびこり、他の人に感染することがあるとも言われました。ですから、健康を脅かす細菌感染を殺してくれる抗生物質は、言わば私たちにとってヒーローのような存在だったのです。

もともと懐疑主義の私は、このテーマについて調べはじめ、その医師の話の大半が真実だということを知りました。けれども、いったいどういうことなのでしょうか。ウイルス、バクテリア、真菌の活動とは？　これら微生物の生物学的ヘルパーとしての役割とは？　実際に何か重要な働きをしているのでしょうか？　ルイ・パスツールは疾病「病原菌説」を唱え、当時は革新的な発見だと騒がれましたが、この理論自体を見直すべきなのでしょうか？　エドワード・ジェンナーの発見によれば、牛痘［訳注23］などの軽い疾病に罹患すれば、天然痘などの生命にかかわる疾病を予防できるそうですが、この見解もまた却下すべきなのでしょうか？

なぜ、このような話をするかと言うと、ＡＣＥの理論では、微生物には有益な存在理由があるとしているからです。微生物は私たちの治癒過程において欠かせない存在です。ただし、調査結果によると、あらゆる種類（菌株）の微生物がすべての人間にうまく作用するわけではありません。ストレス段階後にダメージを修復するという本来の役割を果たす微生物もいれば、ボツリヌス菌・ポリオウイルス・髄膜炎菌など、中毒作用や障害を起こす微生物もいます。

アキレス腱で活動する微生物

友人でありNLPのトレーナーでもあるアダムが訪ねてきました。左足のくるぶし上に軽い痛みがあって、なかなか治らないと言います。アキレス腱手術が原因だとアダムは思っていました。その一年で二度もアキレス腱を断裂したらしく、一度目はスカッシュのプレイ中、二度目は水泳中に起こったそうです。

症状について話を聞き、二つの問題があることがわかりました。一つはアキレス腱断裂のしわざで、もう一つは傷口の皮膚の治癒に関係していました。さらにわかったことがあります。アダムは一年かけて世界中を旅していたのですが、帰国するとまるで人生が終わったかのように意気消沈してしまいました。旅の経験を友人や家族とわかち合うことができず、彼らとの関係がぎくしゃくしてしまった気がしていたのです。

この類の問題は、アキレス腱に影響を与えます。ストレス段階で細胞壊死を引き起こし、その後に修復・再生段階へと進みます。自然界でも、問題は同じ段階を進みます。動物が「万事休すだ」と感じるようなショックを受けると、腱が力を失い、やがてパチンと切れてしまいます。そうすると、迫りくる危険から逃れられず、捕食動物の餌食になります。こうして、生物学上のプログラムが非常に皮肉なかたちで完了します。

私はアダムと一緒にこの「人生は終わった」という思いに取り組み、この問題にまつわる感情を解放しました。すると一瞬で彼の気分が高揚しました。それは良かったのですが、本当の問題は足の傷口で、感染症が心配でした。それまでにあらゆる抗生物質を試してみたそうですが、治癒に至っていませんでした。

表皮部分は治癒過程にあるのが見て取れたものの、三～四ミリ程度の範囲で傷口が開いており、その下にピンク色の肉がのぞいています。そこは真皮に当たるところで、皮革状の皮膚が傷の貫通を防いでいるのです。真皮にこのような反応が起こるのは、外見が変わってしまったショック、もしくは攻撃されたというショックが原因です。手術後、体の一部分が変形してしまったような感覚はなかったか訊いてみると、二度目の手術の麻酔から覚め、包帯を巻かれて吊るされた足を見たときに、「これは自分のくるぶしじゃない!」と思ったという答えが返ってきました。その声には嫌悪感と恐怖が表れています。二人でそのときのショックと思い込みを解消し、様子をみることにしました。

一ヶ月後、アダムが電話で興奮しながら報告してくれました。傷口が治りかけていて、患部周辺の皮膚も再生してきていると。その二ヶ月後にまた電話があり、傷が完全に治ったとお礼を言われました。

化学者のウド・ポールマーがヒトに関する興味深い事実を発見しました。成人の体には五十兆個のヒト細胞があり、さらに五百兆個のヒト細胞以外の細胞、つまりバクテリア、真菌、寄生生物などが存在しているらしいのです[注1]。それらの約八十五パーセントは胃腸に存在し、その種類は何百にも及んでいます。問題は、なぜ存在しているのかということです。微生物たちはヒトの体内で何をしているのでしょうか。

現在では、バクテリアは食物を分解して消化の効率を上げていると考えられています。先述したように、食品業界で最新の流行になっているのは体に良いバクテリア（プロバイオティクス細菌）です。胃腸の健康が私たちの生活で重要な役割を担っていることは間違いありません。そしてマイケル・D・ガーション医学博士も著書『セカンドブレイン―腸にも脳がある！』（小学館）のなかで胃腸の健康について次のように述べています。

「神経胃腸病学は、腸に第二の脳があることを突き止めたときに始まった。腸には『自分勝手に機能できる』神経細胞、つまり、脳や脊髄からの命令を受けずに臓器を動かせる神経細胞が存在することが証明され、その重要な発見がきっかけとなって第二の脳の存在が認識されるようになったのである」[注2]

ＡＣＥは閉じ込められたエネルギーを解放するプロセスで胃腸にも働きかけますが、それは、微生物が生物学的ヘルパーであることに気づいたからです。生物学的ヘルパーとしての微生物は、体が修復段階に入ると、器官の特定の層を修復する手助けをします。つまり、微生物はＵＤＩＮ反転が起こるまでは休止状態にあるというわけです。

微生物はそれぞれが規則的に整然と存在しています。真菌、そして進化の面で古いタイプに属するバクテリアは、脳幹と一緒に活動します（脳幹と相関する器官は、ほとんどが消化に関係しています）。たとえばカンジダ菌、真菌、結核菌（ＴＢ）は、過剰増殖しているものをことごとく分解します。このことを考えると、過敏性腸症候群の患者の胃腸内にしばしば大量のカンジダ菌が存在しているのも驚くべきことではないのかもしれません。そして腫瘍（できもの）がある腸内で、そうした腸内細菌（バクテリア）がその腫瘍（できもの）を摂食して血流を促しているという事実も意外なことではないでしょう。

次は、小脳と相関する器官（内臓を保護する皮革状の皮膚層）に見られるバクテリアです。ここにも結核菌（ＴＢ）が存在しています。水虫患部などに存在する真菌や乳腺腫瘍に存在する結核菌などが挙げられます。

大脳髄質と相関する器官（筋肉、骨、腱、軟骨）に存在する主なバクテリアは、ブドウ球菌です。ブドウ球菌は、骨粗しょう症で骨にできる無数のすきまを埋めて骨を修復します。仮骨を再造形するのです（仮骨形成組織の石灰化）。類似のバクテリアが、精巣や卵巣の再生時にも活動しています。

そしてウイルスは、大脳皮質と相関する器官（粘膜や体の上皮）に存在します。壊死または潰瘍が起こると、ウイルスが組織再生の手助けをします。たいていの場合、このときに発熱および炎症もしくはそのいずれかが起こります。

こうした微生物の働きは、どのような仕組みになっているのでしょうか。脳は、ストレス段階がはじまると同時に、微生物の生成を開始するよう体に指令すると考えられています。つまり、微生物はほぼ瞬時に血液系に現れるということです。微生物は暗視野顕微鏡を使って確認できるのですが、面白いことに、それらは活動状態にはありません。また、血液細胞自体がバクテリアを生成しているという考えもあります。この様子も暗視野顕微鏡によって確認できます（暗視野顕微鏡による血液分析には賛否両論あり、米国では禁じられていますが、検査では特殊な顕微鏡を用いて生体血液細胞を分析します。次の事例にあるように、分析結果は活動中の微生物を理解するのに大変役立ちます。分析画像は次のウェブサイトにてご覧いただけます。www.whyamisic.com）。

もう一つ注目すべき点は、ストレス段階では体が酸性になっているということです。そして修復・再生段階では体はアルカリ性になっています。さらに、疾病にはおよそ四百種の冷病（ストレス段階で発症）と、およそ四百種の熱病（修復・再生段階で発症）があるとされています。冷病の発症中、真菌、バクテリア、ウイルスは存在していますが不活性状態にあり、発熱もありません。一方、熱病が発症すると、真菌、バクテリア、ウイルスが活性化します。

感染、抗生物質、ホメオパシー

――――

二〇〇九年、オーストラリアで暗視野顕微鏡による血液細胞分析をしてもらったときのことです。何の問題もなかったのですが、検査を担当したプラクティショナーはある活動に気づき

――――

ました。この先、何らかのバクテリア感染が起こりうることを示していたのです。オーストラリア滞在中、予測された感染はその徴候すら見せませんでした。ところが不思議なことに、ニュージーランド発アメリカ行きの便に搭乗した途端、症状が現れたのです。オーストラリアでは、一週間以上も休むことなく働きづめで、とてもストレスを感じていました。その後ニュージーランドで一日だけ休暇を取りました。LAに向けて出発する日、私は足がとても痛むことに気づきました。そして飛行機に乗り込むと、足はもう腫れ上がっていました。そのときの写真が次のウェブサイトでご覧いただけます。www.whyamisick.com

LAに到着してから緊急治療室の医師に相談したところ、右足が重い感染症を起こしていて、足全体に広がりつつある、という診断でした。医師は私の足に印をつけて、注意して見ておくようにと言いました。そして抗生物質を処方し、ライム病をほのめかしました(ライム病とはダニ咬咥による感染症で、この病名は最初の症例が報告された米国ウィスコンシン州の町の名前にちなんで付けられました)。診断には、とくに驚きませんでした。というのも、オーストラリアへと旅立つ前、イギリスのある林地を歩いていて咬まれたことを覚えていたからです。それだけではなく、私はオーストラリア出張の見通しについて相当のストレスを感じていました。果たしてオーストラリアでACEのトレーニングが成功するだろうか、高額の出張費に見合うだけの成果を得られるだろうかと、気をもんでいたのです。実際のところ、トレーニングは成功し、ニュージーランドに着く頃には完全にリラックスしていました。そうして、ストレス段階から修復段階に進んでいたのです。

抗生物質のほかにも、腸内細菌叢［訳注24］を整えるためにプロバイオティクス剤を服用しました。感染症が治まって腫れが引くとすぐに抗生物質の服用を止めましたが、プロバイオティクス剤だけは飲み続けました。

ところが数年後、また足の同じところが腫れたのです。ダニには咬まれていません。今回は抗生物質ではなくホメオパシーとプロポリスで対応しました。プロポリスとは、蜂の花粉から生産する天然抗生物質です。三日もしないうちに腫れが引いて、感染症も完全に治まりました。私が思うに、処方される抗生物質は問題を深刻化させるだけで、体が自然治癒サイクルを完了させるのを妨げます。ホメオパシーでは、このような考えを前提にしています。

自分の足の事例をお話したのは、感染が発症する前に、すでにバクテリアが血中で作られていたということをお伝えしたかったからです。そして微生物に対抗するのではなく、協力することの大切さを知っていただきたかったのです。過去三十年間、やたらと抗生物質が使われてきましたが、その結果、微生物の重要性が判明しました。今ではもう、抗生物質の過度の使用は問題になっていて、医師は数年前までのやり方でむやみに抗生物質を処方しないよう注意を受けています。というのも、バクテリアは抗生物質に耐性をつくるようになり、変化してきているからです。その例として、耐性菌「メチシリン耐性黄色ブドウ球菌（ＭＲＳＡ）」が挙げられます。以前は病院内でしか見られなかったものですが、最近では新種のＭＲＳＡが社会に広がっています。

体内に存在するバクテリア

私たちは何兆にもおよぶバクテリアやその他の微生物と共生しています。そのうち八十五パーセントのバクテリアは腸内に生息していて、これは腸内細菌二～四ポンド（一～二キログラム）に相当します。腸に影響するような問題が起こると、古いタイプのバクテリアが腸内の掃除をしてくれます。ストレス段階で増殖した過剰細胞を撲滅させるのです。体に存在するウイルスやある種類のバクテリアは、ストレス段階後、細胞再生に取りかかります（六段階に関する116ページと胚葉に関する206ページ参照）。掃除をしてくれる真菌やバクテリア、ウイルスが体内に存在しなければ、体は手近なところから微生物を調達して治癒段階を完了させます。微生物がどのような働きをするのか、次の事例を見てみましょう。

腸感染――消化不良

妻と友人たちとエジプトを訪れたときのことです。週も半ばを過ぎた頃、全員がほぼ同時に腹痛に襲われました。その数日前、レストランで法外な請求をされ、みなが怒りと失望を感じて店をあとにしました。それが小さなUDIN ショックになったのでしょう。しかしその二日後、別のレストランに行ったところ、素晴らしい食事で気分を盛り返し、それがUDIN反転となりました。そして翌日、全員が同じ腹痛にやられたというわけです。スパイクでした。

ちょっと実験してみようということになり、数名の友人が短期間だけ抗生物質を服用し、私は一回分だけ服用、妻は何も服用しませんでした。妻は私たちより少しばかり痛みを感じましたが、全員が同時に快復しました。

結論を言うと、体は修復・再生段階を完了させるために、周囲からバクテリアを調達して利用します。抗生物質による症状緩和の効果もある程度はありましたが、薬に頼らずとも症状は治まるだろうと思われ、実際に治まったというわけです。

もし同じことが自分の国で起こっていたら（そしてぼったくられて憤慨していたら）、体は地元のバクテリアを利用していたでしょう。そして恐らく症状は軽い下痢程度で、それほどの悪影響は出なかったと思います。私たちの場合は、エジプトの環境に慣れていなかった上に、体が文字通り「異国の」バクテリアを利用したために、激しい下痢につながったのです。

ストレス段階では、体が血中にバクテリアを蓄え、修復・再生段階ではそのバクテリアが活動状態となって自分の役割を果たします。体にバクテリアが存在していないこともありますが、その場合には体が問題組織をカプセル化します。このカプセル化は、脳幹と小脳に関連する問題だけに起こります。過剰増殖した細胞の周辺を、極薄の組織が本物のカプセルのように包み込んでいるのが確認できます。一方、大脳髄質および大脳皮質に関連する問題が起きても、壊死した使用済み組織の修復・再生はおこなわれません。したがって、体に傷跡が残ったり、機能が衰えたままになるのです。

肺腫瘍——幼年時代の死に対する恐怖心

セントルシアに住むクライアントは、定期検診でCTスキャンを撮ったところ、左肺に大きな腫瘍が見つかりました。いろいろ質問する中で、近頃、死に対する恐怖を抱いたことがなかったか訊ねました。すると最近ではないが、十八歳の頃に命の危険を感じたことがあると話しました。母親がアルコール中毒で、彼を殺そうとしたことがあったそうです。

セントルシアは天国のような場所で（彼は自分の国をそう表現しました）、結婚生活も順調、何の問題もない裕福な暮らしで、彼は素晴らしい人生を送っていましたので、私は次のように説明しました。腫瘍は十八歳のときに受けたショックが原因ですが、恐らくカプセル化されていて良性のもの（発症していない）でしょうと。結局、彼は手術も生体検査も受けませんでした。どのような手術でも、腫瘍をカプセル化している薄膜を破ってしまうでしょう、そうなると細胞が再増殖しはじめる可能性がある、という私の説明を聞いての決断です。

最近、彼と話す機会があったのですが、手術をしないという決断をして良かったと感謝されました。手術ではなく、定期的にCTスキャンを撮って症状の経過に注意しているそうですが、三年経った現在でも腫瘍はそのまま変化してないそうです。

このタイプの腫瘍を摂食するとされる結核菌（バクテリア）を体に取り入れたらどうなるのかと彼に訊かれましたが、もう腫瘍の増殖プロセスは完了しているので、結核菌による腫瘍の除去は起こらないだろうと説明しました。バクテリアは蛇の毒やストリキニーネより危険な場合もありますが、本当のところ、そのほとんどは有益に作用します。皮肉なことに、多くのバクテリアが抗生物質の製造などさまざまなかたちで利用されています。洗剤用の酵素生産にも役立っていますし、バクテリアを使って低品位の鉱石から金属を浸出したり[訳注25]、ビタミンCなどの特定のビタミンを合成して食品を製造することもあります（ビタミン合成に用いるバクテリアは遺伝子組み換えされています）。また、乳糖（ラクトース）を乳酸に変えるのにも使われます。食用酢もバクテリア作用を利用して製造します。ココアやコーヒーの製造にまでバクテリアは貢献しています。

人体には、地球上の全人口数の少なくとも一万倍ものバクテリアが生息しています。一人の成人には一千五百種の微生物が存在し、その中のわずか百種類だけが危険性を秘めているとされています。一九八〇年、国際系統細菌学委員会はバクテリアの学名承認数を三万種から二千五百種に減らしました[訳注26]。それでも、こうした有機体のお陰で生命が生存していられるのは確かな事実です。

微生物と脳の層

脳の各層は何百万年もかけて進化してきました。最初は脳幹、そして小脳、大脳髄質と続き、最後が大脳皮質です。脳と胚葉が進化するにつれて、各層との共生も進化しました。注意すべきは、ほとんどのバクテリアが人体と共生して適切に機能する一方で、（リステリア菌など）バクテリアの種類によっては、体で毒素となる老廃物を作り出すということです。しかも、バクテリアは酸素不足に陥ると、修復・再生段階で有害な毒素を作り出します。

次のリストでは脳の各部位と、修復・再生段階で活動する一般的な微生物について述べます。脳幹と小脳、小脳と大脳髄質、大脳髄質と大脳皮質など、それぞれの組み合わせには重複する部分もあります。

脳幹

もっとも古い微生物は脳幹の指示を受けています。「破壊グループ」とみなされているこの種の微生物は、ストレス段階で（たとえば、大腸、肺、腎臓、肝臓などに）形成された異物を分解します。この治癒プロセスは修復・再生段階のみでおこなわれますが、たいていの場合、発熱や寝汗などを伴います。修復・再生段階でマイコバクテリウム（抗酸菌）が調達できなければ、異物は瘢痕組織内にカプセル化され、それ以上に増大することなく留まります（異物が癌である場合、良性腫瘍と診断されます）。マイコバクテリウムはＵＤＩＮショックが起こった時点からＵＤＩＮ反転までの期間、過剰に増殖する細胞と同じ増加スピードで増殖をはじめます。修復段階に入ると、このバクテリアは増殖した過剰細胞を分解し、そのときの老廃物が汗、尿、便などとなって排泄されます。このときに起こる症状としては、発汗、体臭、口臭などです。出血や膿瘍が起こることもあります。バクテリアが患部を摂食するからです[注3]。脳幹が管理する器官で利用される一般的な真菌やバクテリアには、次のようなものがあります。

○ヒト結核菌……肺に作用・胃腸にも存在
○アビウム・イントラセルラーレ……肺静脈と肺に作用
○マイコバクテリウム・スクロフラセウム……頸部に作用
○ヒストプラズマ……肺に作用
○クリプトコッカス……イースト菌感染症
○サルコイドーシス……結核と類似
○梅毒スピロヘータ……生殖器に作用
○カンジダ菌……多くは胃腸内に生息
○リステリア菌……新生児髄膜炎
○連鎖球菌……咽頭に作用（連鎖球菌性咽頭炎）

小脳

小脳から指示を受けるバクテリアは「清掃員」とみなされています。というのも、この種のバクテリアはニキビやできもの、黒色腫、乳腺腫瘍などさまざまな異物を分解し、その残骸物の清掃を手伝うからです。そして膿瘍や瘢痕を形成するなどして、組織の復元を手伝うという重要な役割を担っています。

小脳が管理する器官で利用される一般的な真菌やバクテリアには次のようなものがあります。

○ヒト寄生性菌（水虫菌）……もっとも一般的なのは、小胞子、表皮菌、白癬菌属。真菌性皮膚感染症の九十パーセントはこの種の菌が原因で、通称は白癬。

○結核菌……その多くは腹膜・心膜・胸膜組織、小葉がんに存在。

○リステリア菌……主に新生児の髄膜炎、敗血症、脳炎など。

○エンドトキシン……バチルス、リステリア菌、ブドウ球菌、連鎖球菌、腸球菌、クロストリジウムなどの種類がある。結核、百日咳、破傷風、腸チフス、ジフテリア、サルモネラ中毒、細菌性赤痢、レジオネラ症、ボツリヌス中毒症など、バシラス属細菌による疾病の原因。

大脳髄質

ここで紹介するバクテリアは、進化の過程でみると二番目に新しいタイプの微生物です。大脳髄質から指示を受けるバクテリア（ブドウ球菌など）は、仮骨細胞のメルトダウンによってできた骨のすきまを埋めるプロセスに参加し、仮骨形成組織を石灰化させて骨を再造形するという大きな役割を担っています。また、卵巣組織や精巣組織で細胞死（壊死）が起こると、その再生プロセスでもこのバクテリアが活動します。大脳髄質の指示のもと活動するバクテリアはより進化していて、修復作業をおこなう際には、連鎖した形もしくはグループとなって機能します。大脳髄質が管理する器官で利用される一般的なバクテリアには、次のようなものがあります。

○黄色ブドウ球菌（もっとも一般的）とメチシリン耐性黄色ブドウ球菌……血液に作用

○破傷風菌……破傷風の原因

○球菌……肺炎、扁桃腺炎、細菌性心疾患、髄膜炎、敗血症、その他さまざまな皮膚疾患の原因。球状の細胞。ブドウ球菌のように完全な球状のもの、肺炎球菌のようにランセット状のもの、ナイセリアのようにソラマメ形のものがあります。球菌は単独、対、グループ状態で観察され、二個ずつの対となっている球菌は双球菌と呼ばれます。そのほかの分類として、三個ずつのトライアド、四個ずつの四連球菌、チェーン状の連鎖球菌、立体状の八連球菌、不規則な配列のブドウ球菌などがあります。

大脳皮質

進化の観点からすると、ウイルスはもっとも新しい微生物です。ウイルスは、表皮、気管支、鼻、肝内胆管、頸部などの外胚葉に由来する器官に見られ、大脳皮質の指示を受けます。ウイルスは修復段階の「復元」活動に参加し、その前の潰瘍プロセスで失われた組織の補充を手伝います。ＵＤＩＮ反転が起こってはじめて、ウイルスは分裂・増殖を開始します。修復段階におけるウイルスの活動は激しく、発熱や炎症を伴うことがよくあります。大脳皮質が管理する器官で利用される一般的なウイルスには、次のようなものがあります。

◯ヒト・パピローマウイルス（ＨＰＶ）……頸部、陰茎亀頭によく見られます。
◯肺炎ウイルス……肺に存在。
◯肝炎ウイルス……肝臓、胆嚢に存在。
◯ヘルペスウイルス……生殖器、唇、表皮に存在。
◯インフルエンザ・ウイルス……気管支、喉頭に存在。
◯エプスタイン・バーウイルス……慢性疲労の要因。
◯ヘリコバクター・ピロリ菌……胃細胞、上皮細胞に存在。

これらのウイルスは、子宮頸がん、多発性硬化症、慢性疲労、風邪、胃腸炎、ヘルペス、天然痘、はしかなどの疾病にも見られます。

流行病はなぜ起こるのか？

ＡＣＥの指導をしていると、しばしば次のような質問を受けます。「大勢の人が同時に同じ感染症に罹患するのはなぜですか？」この場合、集合的な意識が影響を受けていて、そのグループ全体が問題を解決（ＵＤＩＮ反転）すると、全員が同じ疾病に罹患します。

たとえば、第一次・第二次世界大戦中やその前後では、結核（ＴＢ）が大流行しました。しかし、ここで注目すべきは、第一次世界大戦から第二次世界大戦にかけての結核患者数の増加はゆるやかなものだった、という点です。その頃までには結核治療を専門とする病院が数多くできていました。現在では、世界各地にあった結核専門病院はすべて閉鎖しています。この理由は予防接種の普及にあるのでしょうか。それとも集合意識に変化があったからでしょうか。

結核菌は昔から私たちの体内に存在しています。結核菌の痕跡は、エジプトのミイラからも検出されているほどです。数世紀ものあいだ、結核は末期疾患として知られていましたが、一八〇〇年代中頃より、結核患者はサナトリウム（結核療養所）で治療を受けるようになりました。ヘルマン・ブレイマーがドイツのゲルベルスドルフに最初の肺結核療養所を設立し、そこでは良好な栄養摂取と新鮮な空気を治療とし、当時は末期疾患と見なされていた結核から快復する患者の姿もありました。

おかしなことに、結核の原因であるヒト結核菌は多くの人々の体に今も存在していることがわかっています。つまり、ヒト結核菌が体内に検出されたからといって、保菌者が必ず発病するというわけではないのです。ＡＣＥでは、この結核菌が修復・再生段階で活動して初めて、「結核」と呼ばれる疾病が認められると考えます。

ＡＣＥの考え方では、結核菌は肺胞を修復・再生する役割を担っています。肺胞細胞の中継地点は脳幹にありますが、引き金となる葛藤的なショックは死への恐怖です。二度の世界大戦と終わりなき死の脅威が、非常に現実的な恐怖であったことは想像に難くないでしょう。大戦中、多くの兵士が結核症と診断され、戦争捕虜キャンプの兵舎がひとつ残らず結核治療に使われることもありました。恐らく、捕虜になるまでのストレスと死への恐怖が、捕らえられた途端に治まったのだと考えられます。そこから修復・再生段階に進んだのでしょう。

一九二〇年代後半にフランスで発見されたカルメット・ゲラン菌（ＢＣＧ）は、その発見者である二人の科学者カルメットとゲランにちなんで名付けられました。ＢＣＧワクチンは、結核に対する予防としては現在、唯一認可されているワクチンです。ただ、この情報だけではＢＣＧの全体像はつかめません。現代社会におけるＢＣＧワクチン使用に関して詳しくお話しする前に、知っておいていただきたいことがあります。それは、結核菌は体からなかなか除去しにくいということです。それに結核菌は珍しい菌ではありません。世界人口の約三分の一が保菌しています［注４］。

体の結核菌を根絶させるには、集中的薬物療法を六ヶ月から九ヶ月続けなければなりません。最近では潜伏性結核の感染者のほとんどは発病しないことがよく知られています［注５］。第二次世界大戦後に結核が大流行してから、治療としては化学療法がおこなわれていましたが、結核に歯止めをかけたのはＢＣＧワクチンの普及だと考えられました。その結果、ワクチンが結核の終焉を招いたと讃えられることになりましたが、この話は真実とはかけ離れています。

結核の目的

先述したように、侵略されるかもしれない、命を奪われるかもしれないというショック（死への恐怖）が結核の引き金となります。このショック状態が長引けば、絶えまないストレス下に身を置くことになるでしょう。疾病はこのようにして起こります。ストレス段階では、肺胞（肺の空気袋。血中に酸素を送りこんで二酸化炭素を排出させます）が通常より増殖し、全身により多くの酸素が送りこまれます。酸素量が増えると、平常時よりも筋肉へ酸素を送ることができるので、戦う能力が上がります。そうして、死への恐怖を耐え忍ぶというわけです。

余分な細胞が増殖するこの時期、ヒト結核菌も増殖しますが、これらは血中で不活性状態にあります。そして死への恐怖が過ぎ去ると、増殖していた余分な肺細胞が不要になるため、体がそれを除去しようとします。つまり、脳と体が結核菌に指令して、不要になった肺胞細胞を摂食させるというわけです。この除去プロセスにつきものの症状として、激しい喘鳴（気流が狭まるために起こります）、発熱、エネルギー不足などが挙げられます。そして何よりも、肺の底から血痰を吐き出します。

喀血は、ヒト結核菌が消化した余分な肺胞が吐き出されたものです。これらの不要細胞を体から排出するもっともシンプルな方法です。体は不要細胞を除去するのに一番わかりやすく簡単な方法、つまり口から出すという手段をとるのでしょう。問題は、そのプロセスが恐怖を引き起こすということで、人は血痰を見ると、「自分は死ぬのだ」と思ってしまいます（さらにメディアが報道する結核の症状や死亡率を見聞きすると、死への恐怖のサイクルが繰り返されます）。

第二次世界大戦がその良い例でした。戦争による脅威がおさまると、結核患者が大量に現れました。そして今度は、ワクチンと治療法の導入によって死への恐怖が消え去り、世間の信念体系も変化して、結核も姿を消したのです。

しかし、ワクチンが普及したから結核による死亡数が減少したのではありません。なぜなら、結核による死亡者数は、集団予防接種が導入される前から減っていたからです。コモンウェルス年鑑第四十号の統計によると、公表されている結核死亡者数は下の通りです。

BCGの集団予防接種が開始されたのは、第二次世界大戦後の一九四五年から一九四八年にかけてでした。しかし、それ以前から結核死亡者数は減少しはじめていました。

活性細菌がどのようにして体に入りこむのかが判明し、食生活が改善され、衛生基準も変わりました。こうしたことが、結核死亡率が減少した本当の理由です。さらに、戦時中の死への恐怖という引き金がなくなったことも、この減少につながっています。あわせて考えると、結核が減ったのが、集団予防接種のおかげではないということがわかります。

その証拠に最近、米国で結核発症例が増えた時期がありました。原因は、結核高蔓延地域からの入国・来訪者および空気中の浮遊結核菌による感染だと推定されています。しかし、これでは説明がつきません。なぜなら、これまでに

○1921年……3,687,000名
○1931年……3,167,000名
○1941年……2,734,000名
○1951年……1,538,000名
○1961年……　447,000名

も過去五十年以上にわたって、大勢の人々が結核高蔓延地域から米国に入国しているからです。ＡＣＥの見解では、この結核発症例の増加は、九月十一日に起こった同時多発テロの影響ではないかと考えます。というのも、米国では依然として、大勢の人々が不安を抱えながら生活しているからです。世界人口の三分の一がすでに結核菌を持っているわけですから、ある時期に発症者が増加したというのは、アルカイダのテロ活動によって芽生えた恐怖に原因があると推測されます。そしてその恐怖心は、権力至上主義の米国軍事機構およびメディアによって煽られました。

私はカナダのトロント付近に住んでいますが、米国とカナダは近隣国でありながら、政治に対する考え方はかけ離れています。カナダでは誰も銃を所持していませんので、攻撃される脅威に対しても心構えがちがいます。カナダの軍事力は米国に比べるとわずかなものです。アルカイダはカナダを攻撃しませんでした。カナダはまた、第二次湾岸戦争にも軍隊を送っていません。

米国とカナダで結核に関する統計調査がおこなわれましたが、米国ではテロ後に変化がありました。それまで結核は両国ともに減少していて、カナダではテロ後も減少していますが、米国では一時的に急増しています。この変化に関しては、企業通信社メディア広報センター疾病対策部（Office of Enterprise Communication Media Relations Center for Disease Control）による記事でも言及されています［注7］。

「最新の全国調査によると、米国では結核の発症率が大幅に減っているが、その減少率は停滞している」

同センターの報告を見ると、結核の発症率がもっとも低かったのは二〇〇四年だということもわかりました（記録は一九五三年にまでさかのぼることができます）。さらに、二〇〇三年から二〇〇四年の減少率三・二パーセントという数字は、年間平均減少率六・八パーセントと比べて、過去およそ十年でもっとも低い数値だったようです。

これは、ACEの見解と合致しています。ACEの理論によると、二〇〇三年から二〇〇四年にかけての減少率の停滞は、テロによるストレスのピークが過ぎてから見られたものでしょう。つまり、二〇〇一年に起きたテロ攻撃の翌年、二〇〇二年からイラク侵攻が行われた二〇〇三年までの時期、ストレスはピークに達していました。そして、そのピークが過ぎ去った二〇〇三年から二〇〇四年にかけて、結核の減少率が停滞したというわけです。繰り返しますが、結核は死への恐怖という葛藤の修復・再生段階で発症します。そのようなわけで結核撲滅の予定は遅れることになるでしょう。米国はこれら一連の出来事が起こるまでに結核を根絶させる対策を打ち出していました。

もう一点、興味深いことがあります。同じ時期、カナダでは結核の増加はありませんでした。同国における結核レポートによると、二〇〇一年から二〇〇六年まで、すべての州で結核の減少率に変化はなかったとのことです［注8］。

少人数グループに見られる疾病

もう少し小さな規模の流行病を見てみましょう。イギリスに十代の重度学習障害者が通う学校があり、私はそこの職員に協力していました。二〇〇五年のある日、当校の校長が学校基金を横領した疑いで停職処分になったという話を聞きました。一ヶ月間におよぶ徹底的な調査がおこなわれ、校長の無実は証明されましたが、その調査中ずっと、校長も彼を慕う生徒たちもストレスに耐えていました。

身の潔白が証明され、彼は学校に戻って業務を再開し、学生たちはとても喜びました。しかし不思議なことに、二週間後、多くの学生と職員たち、そして校長が腹痛に倒れてしまいます。原因は学校給食だと疑われましたが、ＡＣＥの観点で考えると、これはスパイクです。つまり、受け入れられなかったニュース（＝横領疑惑）がきっかけとなっていたのでしょう。驚いたことに、調査をけしかけた職員たちは腹痛を起こしませんでした。彼らは腹痛で倒れた職員たちの分まで昼夜を問わず働き、学校運営に奔走する羽目になりました。天罰だよねと我が友は言っていました。

これは特殊な例ではありません。研修中に、何人かを除いたグループのほぼ全員が風邪を引いてしまったこともあります。では、なぜ大多数の人に症状が出て、残り少人数の人たちは健康なままなのでしょうか。ウイルスなら当然、全員を攻撃するはずです。唯一考えられるのは、集団的な信念体系が働いて、似たような信念を持つグループに影響が出るのではないか、ということです（スポーツ観戦やコンサートで大勢の人が集まる様子を想像してみてください。集団の人々に影響を与える場〈ｆｉｅｌｄ〉というものが形成されます）。集団の中にいて、普段なら絶対しないようなことを無意識にさせられてしまう「場」。たとえば、踊ったり、職場でグループの一員として困難な仕事に挑んでみたりと、自分一人だけならしないことを、ある種の「場」に流されてやってしまった、という経験はどなたにでもあるでしょう。

このような現象は、ルパート・シェルドレイクが唱える「形態形成場」として認識されています[注9]。生化学者であるシェルドレイクは、その画期的な著書『見つめられる感覚』（未邦訳）で、人間は機械的存在なのではなく、磁石のように場に囲まれた有機体である、と説明しています。「形態形成場」は内蔵メモリのようなものを備えていて、いわゆる超常現象なども「形態形成場」を用いて説明することができます。超常現象は一般に思われているほど珍しいことではないのです。この「形態形成場」があるから、鳥は整列して飛んだり、群れの集団移動を導いたりできるというわけです。

さらに、人間は「形態形成場」を通して他者の考えを知ることもできます。その人がたとえ地球の反対側にいたとしても、伝わるのです。シェルドレイクは「心の世界、そして心の力は未知の領域だ」と考えています[注10]。詳しくは、彼がこのテーマについて興味深い本を数多く著しています。また、リン・マクタガートもその素晴らしい著書『フィールド　響き合う生命・意識・宇宙』（河出書房新社）で、同じテーマについて詳細に述べています。

このように考えると、なぜ家族などの少人数グループ、大人数グループ、さらに国全体が同時に一つの病原菌に感染するのかという謎が解けます。理解の鍵は、問題が修復・再生段階を通過するときに病気が発症するということです。まずグループ全体を揺るがすような共通のショックが生じ、衝撃がグループの集合意識下に入り込み、やがて全員が同時にＵＤＩＮ反転を迎える、というプロセスです。

結論として、疾病の原因は微生物だと考えられるでしょうか。それとも、私たちが思っているより、問題は複雑なのでしょうか。ある種のバクテリアが深刻な症状を引き起こすことは十分、承知していま す。しかし、これまでにメディアや医療専門家から聞かされてきたことを見直してみる時期が来ているのかもしれません。微生物に対する考え方も再検討すべきでしょう。膀胱がんの治療を見てもわかるように、微生物、この場合はＢＣＧ接種による治療が化学療法よりも効果的だという発見もあります[注11]。

確かに、潔癖ブームは私たち全員にその効果をもたらしました。私たちの健康状態が飛躍的によくなったのは、潔癖ブームのお陰だと思っています。清潔な環境、とくに近代的な衛生施設・下水設備が未整備だった頃と比べて、私たちははるかに健やかです。しかし、疾病の原因が微生物にある、と考えるのは誤解です。そのように吹きこまれていますが、物事はそれほど単純ではありません。私たちが生存するためには、体に微生物が必要なのです。

最終章では、今後の医学について述べています。さらに、治癒を手助けする新しい方法、非常に興味深い方法をご紹介します。

訳注23：ネコ科動物、牛などを宿主とする皮膚疾患。ヒトにも感染するが軽症ですむ。
訳注24：腸内に生きている細胞群・その生態系。
訳注25：バクテリアの機能を利用して、鉱石から有用金属成分を浸出し回収するバクテリアリーチングという技術。
訳注26：１９８０年に細菌学名承認リストが発効され、これ以前に発表されたもので、このリストに収載されなかったものは

すべて無効となった。

結び　今後の医学

「未来の医師は薬剤を処方するのではなく、患者の関心を体のケア、食生活、疾病の原因・予防に向けさせるだろう」

――トーマス・エジソン（米国の発明家）

本書の着想を得てからもう何年もたちます。初版を完成させるまでに二年、内容を更新して改訂版を仕上げるのに三年かかりました。そのあいだに数多くの発見がありましたが、何よりも、この膨大な情報・データを人に理解し納得してもらえる形でまとめることを重要視してきました。

本書『なぜ私は病気なのか？』で、やっとその目的を果たせたと思っています。疾病には、そこに至る仕組みとプロセスがあります。疾病は、思いがけなく突然に罹患するものではなく、たとえば街に出たからといって襲ってくるものでもありません。ほとんどの人は直感的に知っています。「病気になったのは、なにか原因になるような出来事があったからだ」と。しかし、原因になる出来事とは何でしょうか？　現代医学は、ルイ・パスツールの「病原菌論」に基づいて多くの疾病の治療をおこないます。

この学説によると、疾病の原因は病原菌（細菌）なので、良くなるためには抗生物質を服用し、ときにはステロイドも使用しなければなりません。しかし、そのような理論は見直されるべきです。

医療は、薬で治療するという考え方から登場し、誰もがその意向に同意しました。疾病によっては、その考え方で効果があったからです。そうして、あらゆる疾病が同じように反応するという仮説が成立してしまいました。薬をゴクンと飲めば、それで快復。なんと都合のいいことでしょう。そしてこの方針を熱烈に百パーセント支持する製薬業界は、世界でも最大規模のビジネスの一つに成長しました。疾病は根絶させるもの。誰かがどこかで薬を買ってくれる。そんなふうにあまりにも事が順調に運んだので、製薬業界と医療従事者は政府やメディアに自分たちのやり方を首尾よく納得させてしまったのです。

しかし、薬があらゆる病気を治すわけではないということを私たちは知りました。がん性増殖、精神的疾患、皮膚疾患、過敏性大腸炎、パーキンソン病や多発性硬化症などの不可解な症候群。これらの疾患は、魔法の薬を口に「放り込んで」さえいれば、もうすでに「治って」いたはずです。そして疾病はすべて姿を消していたはずです。少なくとも、私たちはそうできると信じ込まされてきました。ところが、今のところ薬はそのような効果を発揮していません。

それどころか、巨大な医療業界と製薬業界はさらに肥大化し、複雑化し、お役所仕事で身動きもとれなくなり、自らの道を見失ってしまいました。基本的な疑問に立ち返ることもせず、工学分野のようには科学を活用することもなく、代わりに、旧式の考え方を守りつづけています。そして、古い慣習を変えることなく、同じことを繰り返しながら、自分たちのやり方が機能していないことに誰も決して気づきませんようにと願っているのです。

この事態を医師や製薬業界に問い詰めても、らちはあかないでしょう。そこは不可侵の世界なのです。「あらゆるものは平等だ」と唱える共産主義に似ています。ある文化では一定の期間なら機能した共産主義ですが、それ以上の発展はありませんでした。秘密警察や思想・行動の統一に惑わされない自由な生き方があるということに、民衆が気づきはじめたからです。やがて「民衆」はソ連圏を崩壊させましたが、同様の動きが中国でも起こりつつあります。中国でも、「民衆」の歩みに古い信念体系が追いつかないという状況が生まれています。製薬業界や医療従事者が現状に気づかなければ、共産主義と同じ結末に陥るでしょう。そうなると悲惨です。なぜなら、医療を変えるには、その考え方を根底から覆さなければならないからです。時代遅れの信念体系は必要ありません。

緊急医療は、今後も多くの命を救いつづけるでしょう。抗生物質やステロイドなど、さまざまな薬が緊急医療現場では運命を左右することもあります。医療従事者がその素晴らしい手腕を発揮する場面は数多くあるのです。再建術、骨折治療、未熟児医療。医師は多くを知っていますが、その知識を世界規模で更新させる時期が来たのではないでしょうか。

疾病は治癒へのプロセス

私たちが発想を変えて創造的になり、医療従事者に考え方を変えてもらわなければなりません。「疾病は体の故障」「疾病の原因は細菌」という信念を、「ほとんどの疾病は、ＵＤＩＮショック（もしくはショックやストレスを伴う出来事）が引き起こす」という考え方に導くのです。疾病が生じる理由とそのプロセスには、驚異的な秩序があります。心と体はつながっていて、私たちが病気に反応するとき、環境と精神状態が大きな役割を担っています。本来、疾病は私たちの日常を妨害するものではありません。道を隔てる木のように、前へ進むために切り倒したり、燃やしたり、撤去しなければならない存在ではないのです。

たとえるならば、疾病はA地点からB地点までの移動のようなもので、はじまり・中間地点・ゴールがあり、道中で目にする景色が変わる旅だと言えます。その旅路では、六段階や環境がそれぞれの役割を果たしています。そう考えると、疾病という問題に取り組むためには、これまでとは異なるアプローチが必要になってきます。一歩前に出て、旅路の全貌を見渡しましょう。そうすれば、バランスをとったり足りないものを補うなどして別のルートを歩むこともできるでしょう。

私が提案しているのは、疾病への「統合的な」アプローチです。ＡＣＥのお陰で、疾病プロセスの全貌がようやく把握できるようになりました。友人のカリン・ダビッドソン（彼女のウェブサイト〝howtotap.com〟をご覧ください）の言葉を借りて言うと、疾病という旅に携帯する地図がやっと手に入ったというわけです。ＡＣＥのエレガントな方法論を用いれば、心臓、脳、器官、胃腸を介して自己治癒を手伝うことができます。問題の原因となる刷り込みも解消できます。刷り込みを解消すれば、そのつづきは体が担当して自己治癒してくれるでしょう。刷り込み解消のプロセスについては、私の次回作『どうすれば治るのか？』で説明する予定です。場合によっては、代替療法、補完療法、伝統医療などそれぞれの長所を組み合わせてＡＣＥに利用することもあります。治癒という旅路では、それぞれの療法が何らかの役割を担っているからです。誰にとってもこれだけが正しい、という療法はありません。疾病の治癒プロセスを手伝う唯一の介入法というものがあるわけでもありません。近代医学が最適な介入法になることもあれば、ＥＦＴやマトリックス・リインプリンティングのような感情解放テクニックが効果をあげることもあります。ほかにも、ホメオパシーや画期的なＮＥＳシステムなどの補完療法、レイキや栄養療法などの代替療法、またＡＣＥにも取り入れている私の最近の研究が役立つこともあるでしょう。これらの医療・療法すべてが相乗効果を起こし、旅路のゴールを目指す方法を描いた全体像に明かりを灯してくれるはずです。

それぞれの分野のプラクティショナーの多くは、自分たちの方法が一番だと言うかもしれません。しかし、少し離れたところから疾病を見つめてみれば、代替療法、補完療法、エネルギー療法、伝統的な医療を統合したアプローチが真の答えだと気づくでしょう。

ＡＣＥの未来

ＮＥＳシステムは、ホメオパシーと鍼療法を一本のボトルに統合した「インフォスーティカル」（情報を刷り込んだ液体レメディ）を用いて、治癒を手助けする画期的なシステムです。ピーター・フレイザーとハリー・マッセーにより開発されたこのシステムは、量子計測器を用いてヒューマン・ボディー・フィールド（以下、ＨＢＦ）を検査し、体内で歪みが生じている部分を判定します。そしてインフォスーティカルを用いて、更新情報を心臓経由でフィールドに再刷り込みし、体の治癒を導きます。ピーターとハリーの功績はすばらしいもので、ＮＥＳシステムの体験者は驚くべき結果を手にしています。そして、生化学的に変化を加えることだけが治癒を促すのではない、ということも証明されました。このレメディには有効成分が含まれていませんが、それにもかかわらず、生化学的な変化を生み出すのです。

また、ピーターと私は、脳の各層の調整をサポートするインフォスーティカルを開発しました。これまでは、ＵＤＩＮショックを見つけ出すのに数時間かかることもあったのですが、このインフォスーティカルを使えば、ほんの数分でＵＤＩＮショックを呼び起こせるようになりました。感情のブロックを取り払うこのレメディは、ＵＤＩＮショックによる潜在的な感情問題を開示できるよう脳を導きます。

一九九二年以降、私は口頭による感情解放テクニックを用いて効果を上げてきました。もう何千人ものクライアントに取り組んできたものです。そして今、そのブレイン・インフォスーティカルとリバレーターという別のインフォスーティカルを併用するようになり、感情解放のスピードもレベルも想像を絶するほどに上がりました。

また、ハリーは訓練を受けたプラクティショナー用に「ＮＥＳマイヘルス」というデバイスを開発しました。これは電気的な刺激と独自の送信システムを用いて、特定のメッセージを送り、ＨＢＦを修正するものです。ＨＢＦを修正することで、健康への旅路を歩む手助けをします。

ＮＥＳマイヘルスは、何十年にもわたる研究によって実績が証明された三つの技術、ＮＥＳマッチング・ソフトウェア、ＮＥＳインフォメーション・インプリンティング、ロシアのアダプティブ・エレクトロ・スティミュレーションを組み合わせたものです。簡単に説明すると、まずデバイスを体の任意の部分に当ててコンピュータに接続します。すると、スクリーンに使用者の人体図が現れ、調整を必要とする潜在的な問題部分を示してくれます。自分のHBFをスキャニングした後は、「インフォメーショナル・エレクトロ・スティミュレーション（情報電気刺激）」を用いて直接その問題部分を調整するか、内蔵された調整エリア特定機能を用いて調整部位をさらに精密に調査し、NESマイヘルスの自動調整モードに切り替えて、どの時点で調整の効果が出たかを査定します。

現在おこなわれているNESの技術研究とその成果には目を見張るものがあり、マイヘルスの効果に関しても、さまざまな調査がおこなわれています。また、マイヘルスは二〇一二年のオリンピックで、ハンガリーのチームに大きく貢献しました。マイヘルスを使用していたチームは、二〇〇八年の二十一位という成績から九位へと飛躍したのです。

「NESマイヘルスがアスリートの精神状態と肉体の健康に及ぼした効果は素晴らしいものでした。我々は、リハビリ・鎮痛・活性化・ストレス緩和・快復などさまざまな目的でこのデバイスを使用しました。スポーツ心理学者と理学療法士が、チームの日常的な取り組みの一環としてNESマイヘルスを用いましたが、その結果、チームの演技の質が向上し、業績まで伸びたという意見で全員一致しています」（アゴタ・レナート：ハンガリーのスポーツ心理学者）

NESによる調査詳細は www.neshealth.com/research. でご覧いただけます。二〇一二年、NESヘルスとACEで共同研究をおこない、クライアントにブレイン・インフォスーティカルを用いた取り組みの効果について調べてみたところ、めざましい成果を得られました。この研究は、NESマイヘルスのデバイスを使って、六十名のクライアントのUDINショックを探し出し、閉じ込められたエネルギーを解放するというもので、クライアントの健康快復という好結果を導きました。この方法の有用性が統計的に証明できたのです。このデバイスは、現代のヘルスケアに革命をもたらすほどの力を持っています。

さらにNESはNEStrition（NESと栄養学、の意）というものを開発し、NESの研究によって得た情報を必須ビタミンと必須ミネラルに刷り込みました。そうしてできたサプリメントは、体内吸収・治癒サポートの面で、刷り込み情報なしのものよりも二倍から四倍の効果があります（詳細はwww.neshealth.comをご覧ください）。現在、この研究結果を裏付けるために、ランダム化二重盲検臨床試験を実施中です［訳注27］。

NESヘルスは革新的な研究をおこない、多くの医師、有資格プラクティショナーに世界中で活用されています。先ごろ、オーストラリアでローズ・ヘイマンとシリル・ボークと会ったとき、これこそ近代エネルギー医学の将来の姿ではないだろうかと思える光景を目にしました。シリルとローズはあらゆる優れた技術を結びつけて、一般の方々が訪れることができるZap Houseというクリニックを設立したのです。私たちはACEとZap Houseによる研究を組み合わせて、統合システムを作成中です。素晴らしい名称（Zapには「力」「活気」などの意味がある）、気さくで親しみやすいアプローチ。私は世界中にZap Houseが広がると信じています。

EFT、NLP、マトリックス・リインプリンティングで感情的葛藤を解放する

疾病に取り組む上で必須の感情解放テクニックといえば、EFT、NLP、マトリックス・リインプリンティングが挙げられるでしょう。葛藤的ショックとその原因となった潜在的感情を解放しなければ、葛藤が何度も繰り返されることになります。これに対応するにはさまざまなテクニックがありますが、私のお気に入りはNLP（人間の卓越性に関する研究）とタイム・ライン・セラピー（タッド・ジェイムズ博士が開発したシステム。根の深い感情的葛藤や自己に対する望ましくない信念を解消するセラピー法）を組み合わせたものです。たいていの人は、変わるためには長時間セラピーを受けなければならないと思っています。心理学者やカウンセラーもそのように思っています。しかし、現実はそうではありません。訓練を受けた専門家なら、ほんの数分で根深いトラウマ的感情を解放することができます。これまでの人生でずっと抱えこんできた感情が、紅茶を入れる程度の時間で完全に消え去ってしまうのです。

ACEで実際に導入しているシステムは、UDINショックを起こす原因となった刷り込みを解消するもので、私の二十年にわたる人間の自己治癒に関する研究結果に基づいています。チャールズ・マシューとトレイシー・マクバーニーとも共同研究をおこないました。二人は素晴らしい療法プラクティショナーで、非常に高いエネルギー波動を用いて、閉じ込められたエネルギーを解放します。彼らが実践する方法を学んだ私は、現在そのプロセスについて指導しています。詳細は次回作『どうすれば治るのか？』でお伝えできればと思っています。

同様の原則を使った素晴らしいテクニックはほかにもあり、ゲイリー・クレイグによるＥＦＴ（感情解放テクニック）などが挙げられます。針を使わない鍼療法と呼ばれるＥＦＴは、リフレーミング（ＮＬＰのテクニックの一つ）をおこないながら、経絡上のツボを軽くタッピングして、自分の中に詰まっているエネルギー、感情、信条を解放するテクニックです。友人でもあり同僚でもあるカール・ドーソンは、さらに一歩進んでマトリックス・リインプリンティングと呼ばれるＥＦＴを用いたテクニックを開発しました。

さらに、カリン・ダビッドソンはソウル・リコネクションという手法を生み出しました。これは子宮に戻って、さまざまな問題の原因となっている潜在的パターンを解消するテクニックです。私はカリンとともにＤＶＤセットを作成し、それぞれのテクニックを使用する様子を記録しました。詳細については、www.whyamisick.com をご覧ください。

ＥＦＴも気に入っています。否定的な感情を抱いているときに、自分で軽くタッピングするのです。プラクティショナーの手を借りる必要もなく、その場でできます。まさかと思われるかもしれませんが、結果を知れば納得されるでしょう。ＥＦＴで左手に出ていた湿疹を治したこともあります。しかし、たとえＥＦＴを使っていたとしても、潜在的な大きなＵＤＩＮショックは解消しなければなりません。大きなショックを解消するには、たいていの場合、ＡＣＥの有資格プラクティショナーとのセッションが望まれます。その後に自分でＥＦＴをおこない、ショックの引き金となるもの、連想されるものを解決すればよいでしょう。

ほかにも感情解放テクニックはたくさんありますが、その手法はどれもＮＬＰやＥＦＴと似通っています。TAT［訳注28］やEmotrance［訳注29］など、EFTから派生したものもあります。催眠療法も、クライアントの治癒を助けるために素晴らしい効果をもたらします。催眠療法は私も使ったり教えたりしています。

すべての病気には意味がある

ACEがもたらした地図は多くのことを教えてくれます。この地図を使えば、プラクティショナーなら誰でも簡単にUDINショックを探し出し、そのエネルギー・パターンを解消することができます。すべての疾病には意味があるということがわかった今、問題解決に少しは取り組みやすくなったように思えます。医師に疾病を「なくして」くれと訴えたり、薬で症状をごまかしてくれと頼んだりする前に、自分の体をもっと大切に尊重しようと考えられるようになったのではないでしょうか。

ACEの開発は長い旅路となりましたが、道中で多くのことを学び、学校への坂道で自分に誓ったあの約束を果たすこともできました。人間を襲って弱らせる病気がなぜ起こるのか、その理由を突き止めてやろう、という自分自身への誓いを。病気の理由は解明できたと思っています。そして想像以上に多くのことを発見しました。母が生きていれば、誇りに思ってくれたことでしょう。この素晴らしい発見を世に伝えられることを喜んでくれることと思います。

訳注27：グラム陽性細菌に分類される真性細菌の一属。
訳注28：二重盲検とは、医師などの実験者にも被験者にも実験の性質を知らせずにおこなう試験・研究のこと。
訳注29：Tapas Acupressure Technique: 鍼灸師タパス・フレーミングが開発した指圧療法。
訳注30：エネルギー療法の一種。

推薦図書リスト

Dr. Deepak Chopra, Quantum Healing, Bantam, 1989
ディーパック・チョプラ『クォンタム・ヒーリング―心身医学の最前線を探る』春秋社（1990）

Karl Dawson and Sasha Allenby, Matrix Reimprinting Using EFT, Hay House, 2010
カール・ドーソン／サーシャ・アレンビー『マトリックス・リインプリンティング』ナチュラルスピリット（2012）

Peter H. Fraser and Harry Massey with Joan Parisi Wilcox, Decoding the Human Body-Field, Healing Arts Press, 2008

Michael D. Gershon, The Second Brain, HarperCollins, 1999
マイケル・D・ガーション『セカンド・ブレイン―腸にも脳がある！』小学館（2000）

Bruce Lipton, The Biology of Belief, Hay House, 2010
ブルース・リプトン『思考のすごい力―心はいかにして細胞をコントロールするのか』PHP研究所（2009）

Lynne McTaggart, What Doctors Don't Tell You, Thorsons, 2005

Christiane Northrup, Women's Bodies, Women's Wisdom, Piatkus, 2009

Candace B. Pert, Molecules of Emotions, Pocket Books, 1999

Dr Bernie Siegel, Love, Medicine and Miracles, Rider, 1999
バーニー・シーゲル『奇跡的治癒とはなにか―外科医が学んだ生還者たちの難病克服の秘訣』日本教文社（1988）

O. Carl Simonton, James L. Creighton, and Stephanie Matthews Simonton, Getting Well Again, Bantam Books, 1986
カール・サイモントン『がんのセルフ・コントロール―サイモントン療法の理論と実際』創元社（1982）

注釈

カール・ドーソンとサーシャ・アレンビーによる序文

注１：感情解放テクニック（EFT）とは、中国医学の経絡系（鍼治療でも同じ経路を用いる）に基づく自動的ツールで、特定の健康状態または感情的問題に意識を向けて言語化しながら、経絡ポイントをタッピングする。EFTによって、体のエネルギーシステムの歪みを解消する手助けをし、健康バランスと感情バランスの快復を導く。

第１章：アドバンス・クリアリング・エナジェティクスのはじまり

注 1： World Health Organization, Fact Sheet No. 297, 'Cancer' ; http://www.who.int/mediacentre/factsheets/fs297/en/; accessed January 2013

注 2： Null, G., Dean, C., Feldman, M., Rasio, D., Smith, D. 'Death By Medicine,' Oct 2003; http://www.webdc.com/pdfs/ deathbymedicine.pdf

注 3： Segerstrom, S. and Miller, G. 'Psychological Stress and the Human Immune System: A Meta-Analytic Study of 30 Years of Inquiry,' Psychological Bulletin, July 2004; 130(4); 601–30

注 4： Patterson, N. 'The Ghost in Your Genes,' (Horizon BBC Science, November 3, 2005; season 42, episode 9); http://www.bbc.co.uk/sn/tvradio/programmes/horizon/ghostgenes.shtml

注５： Reik, W. and Surani, A. Genomic Imprinting: Frontiers in Molecular Biology (IRL Press, 1997)

注６： Lipton, B., Bensch, K. et al. 'Microvessel Endothelial Cell Trans-differentiation: Phenotypic Characterization,' Differentiation, 1991; 46: 117–33

注７： Visiongain, 'Leading Anti-Cancer Drugs: World Market Prospects' , 2011–2021, February 2011; http://www.visiongain. com/Report/578/Leading-Anti-Cancer-Drugs-World-Market-Prospects-2011-2021

注８： Loewenberg, S. 'The Cost of Hope: Doctors Weigh the Benefits of New Drugs Against Sky-high Costs,' Molecular Oncology, 2010; 4(3): 302; http://www.elsevierscitech. com/pdfs/molonc0910/thecostofhope.pdf

第２章：疾病、痛み、がんは体の故障？　原因はほかにある？

注 1： Campeau, P., Foulkes, W., Tischkowitz, M. 'Hereditary Breast Cancer: New Genetic Developments, New Therapeutic Avenues,' Human Genetics 2008; 124(1): 31–42

注２： Walton, G. 'Some Long-held Links Between Genes and Diseases Called into Question, June 2011; http://www" http://www. thedoctorwillseeyounow.com/content/public_health/ art3322. html

注 3： Lipton, B. The Biology of Belief (Mountain of Love, First Edition, 2005)

注 4： Lipton, B., Bensch, K. et al. 'Microvessel Endothelial Cell Trans-differentiation: Phenotypic Characterization,' Differentiation, 1991; 46: 117–33

注 5： Darwin, F. in letter to Moritz Wagner, October 13, 1876; http://www.fullbooks.com/The-Life-and-Letters-of-Charles- Darwinx29407.html

注 6： Briggs, D. 'Environmental Pollution and the Global Burden of Disease,' British Medical Bulletin, 2003; 68:1–24

注 7： Dolk, H. and Vrijheid, M. 'The Impact of Environmental Pollution on Congenital Anomalies,' British Medical Bulletin, 2003; 68: 25–45

注 8： Joffe, M. 'Infertility and Environmental Pollutants,' British Medical Bulletin, 2003; 68: 47–70

注 9： Boffetta, P. and Nyberg, F. 'Contribution of Environmental Factors to Cancer Risk,' British Medical Bulletin, 2003; 68: 71–94

注 10： Anoop , J.etal. 'Air Pollutionand Infectionin Respiratory Illness,' British Medical Bulletin, 2003; 68: 95–112

注 11： Rushton, L. andElliott. P. 'Evaluating Evidence on Environmental Health Risks,' British Medical Bulletin, 2003; 68: 113–28

注 12： English, J. et al. 'Environmental Effects and SkinDisease,' British Medical Bulletin, 2003; 68: 129–42

注 13： Katsouyann, K. 'Ambient Air Pollutionand Health,' British Medical Bulletin, 2003; 68: 143–56

注 14： Ahlbom, A.and Feychting, M. 'Electromagnetic Radiation: Environmental Pollution and Health, British Medical Bulletin, 2003; 68: 157–65

注 15： J rup, L. 'Hazard sof Heavy Metal Contamination,' British Medical Bulletin, 2003; 68: 167–82

注 16： Rushton, L. 'Health Hazards and Waste Management,' British Medical Bulletin, 2003; 68: 183–97

注 17： Fawell, J. and Nieuwenhuijsen, M. 'Contaminants in Drinking Water: Environmental Pollution and Health,' British Medical Bulletin, 2003; 68: 199–208

注 18： Zhang ,J. and Smith, K. 'Indoor Air Pollution: A Global Health Concern,' British Medical Bulletin, 2003; 68: 209–25

注 19：Cullinan, P. and Newman Taylor, A. 'Asthma: Environmental and Occupational Factors,' British Medical Bulletin, 2003; 68: 227–42

注 20：Stansfeld, S. and Matheson, M. 'Noise Pollution: Non-auditory Effects on Health,' British Medical Bulletin, 2003; 243–57

注 21：Little, M. 'Risks Associated with Ionizing Radiation: Environmental Pollution and Health,' British Medical Bulletin, 2003; 68: 259–75

注 22：Willett, W. 'Balancing Lifestyle and Genomics Researchfor Disease Prevention,' 2002: 296;(5568): 695–698 DOI: 10.1126/ science.1071055 (Willett, 2002)

注 23：Nijhout, N. 'Metaphors and the Roleof Genesin Development,' Department of Zoology, Duke University, Durham, North Carolina 27706, 1990; 12(9): 441–6; http:// www.ncbi.nlm.nih.gov/pubmed/1979486

注 24：http://www.aicr.org.uk/GrantsstartingJune2012.stm' ; accessed March 11, 2013

注 25：Gdanski, R. 'Cancer is not a defective Gene'; http://www" http://www. alive.com/articles/view/19726/cancer_is_not_defective_ genes

注 26：同上

注 27：Lipton, B. The Biology of Belief (Mountain of Love, First Edition 2005)

注 28：Siegal, B. Love, Medicine and Miracles (HarperCollins,1986)

注 29：Siegal, B. 'Waging a War Against Cancer Versus Healing Your Life' ; http://berniesiegelmd.com/resources/articles/waging- a-war-against-cancer-versus-healing-your-life/

注 30：'Placebo: Mind Over Medicine? Medical Mysteries,' Silver Spring, MD, Discovery Health Channel, 2003

注 31：Greenberg, G. 'Is it Prozacor Placebo' Mother Jones, 2003: 76–81

注 32：Moseley, J. O' Malley, K. et al. 'A Controlled Trial of Arthroscopic Surgery for Osteoarthritis of the Knee,' New England Journal of Medicine, 2002; 347(2): 81–8

注 33：Ray, C.i ninterview with virologist Dr. Stephan Lanka, October 27, 2007; http://www.psitalent.de/Englisch/Virus. htm

注 34：University of South Carolina Chernobyl Research Initiative; http://cricket.biol.sc.edu/Chernobyl.htm

第３章：疾病の原因

注 1： Null, G., Dean, C., Feldman, M., Rasio, D., Smith, D. 'Death By Medicine,' Oct 2003;

http://www.webdc.com/pdfs/ deathbymedicine.pdf

注 2： Brignell, J. 'The Complete List of Things that give you Cancer (According to Epidemiologists); www.numberwatch. co.uk/cancer list.htm

注 3： Segerstrom, S. and Miller, G. 'Psychological Stress and the Human Immune System: A Meta-Analytic Study of 30 Years of Inquiry,' Psychological Bulletin, 2004; 130(4); 601–30

注 4： Kopp, M. and RÈthelyi, J. 'Where Psychology Meets Physiology: Chronic Stress and Premature Mortality – the Central-Eastern European Health Paradox,' Brain Research Bulletin, 2004; 62: 351-367

注 5： McEwen, B. and Seeman, T. 'Protective and Damaging Effects of Mediators of Stress: Elaborating and Testing the Concepts of Allostasis and Allostatic Load,' Annals of the New York Academy of Sciences, 1999; 896: 30–47

注 6： McEwen, B. and Lasley, E. The End of Stress As we Know It (Washington National Academic Press, 2002)

注 7： Lipton, B., Bensch, K. et al. 'Microvessel Endothelial Cell Trans-differentiation: Phenotypic Characterization,' Differentiation, 1991; 46: 117–33

注 8： McCrathy, R. and Atkinson, M. 'The Electricity of Touch: Detection and Measurement of Cardiac Energy Exchange Between People,' Institute of HeartMath, 1998; http://www.heartmath.org/research/research-publications/electricity-of- touch.html

注 9： Barton Furness, J. The Enteric Nervous System (John Wiley and Sons, 2008)

第４章：疾病の影響はあらゆる側面に

注 1： Lipton, B. The Biology of Belief (Mountain of Love, First Edition 2005)

注 2： Pert, C. Molecules of Emotions (Scribner, 1997)

第５章：疾病の六段階

注 1： Weinstein, J. 'Role of Helminths in Regulating Mucosal Inflammation,' Springer Seminars in Immunopathology, 2008: http://www.vitals.com/doctors/Dr_Joel_Weinstock/credentials#ixzz2Oc5U4Hu6

注 2： Fergusona, D. and Warner, R. 'Have We Underestimated the Impact of Pre-slaughter Stress on Meat Quality in Ruminants?' Meat Science, 2008; http://www.meat-food.com/allfile/techpaper/2008/Have we underestimated the impact of pre- slaughter stress on meat quality.pdf; accessed March 11, 2013

注 3： Lipton, B., Bensch, K. et al. 'Microvessel Endothelial Cell Trans-differentiation: Phenotypic Characterization,' Differentiation, 1991; 46: 117–33

注４：注３を参照

注５： Ventegodt, S., Andersen, N. J., and Merrick, J. 'Rationality and Irrationality in Ryke Geerd Hamer' s System for Holistic Treatment of Metastatic Cancer,' The Scientific World, 2005; 5, 93–102 ISSN 1537-744X; DOI 10.1100/tsw.2005.16

注６： Wake Forest University Baptist Medical Center. 'Stress May Help Cancer Cells Resist Treatment,' ScienceDaily, 2007; http://www.sciencedaily.com/releases/2007/04/ 070410103023.htm; accessed March 26, 2013

第６章：疾病の再発理由

注 １： van der Kolk, B. 'Posttraumatic Therapy in the Age of Neuroscience,' Psychoanalytic Dialogues, 2002; 12(3): 381–92

注 ２： Guochuan, E., Condie, D. et al. 'Functional Magnetic Resonance Imaging of Personality Switches in Women with Dissociative Identity Disorder,' Harvard Review of Psychiatry, 1999; 7(2): 119–22

注 ３： Watson, J. and Crick, F. 'Molecular Structure of Nucleic Acid (DNA),' Nature, 1953; 171(4356); 737–8; http://www.nature. com/nature/dna50/watsoncrick.pdf

注 ４： Patterson, N. 'The Ghost in Your Genes,' (Horizon BBC Science, November 3, 2005; season 42, episode 9); http://www.bbc.co.uk/sn/tvradio/programmes/horizon/ ghostgenes.shtml

第７章：スパイク

注 １： Thuo, J. 'A New Hypothesis on Spontaneous Remission of Cancer, 2005; www.second-opinions.co.uk/thuo-hypothesis. html#.UT5ZlNF35XA; accessed March 26, 2013

注 ２： 'The Healing Crisis. AKA: The Cleansing Reaction, the Detox Reaction and the Herxheimer Reaction' ; http://www. falconblanco.com/health/crisis.htm

注３： Kunz, R., Tetzlaff, R. et al. 'Brain Electrical Activity In Epilepsy: Characterization Of The Spatio-temporal Dynamics
With Cellular Neural Networks Based On A Correlation Dimension Analysis,' 2000; http://citeseerx.ist.psu.edu/ viewdoc/summary?doi=10.1.1.28.1285

注４： Spiroux de VendÙmois, J., Rouillir, F. et al. 'A Comparison of the Effects of Three GM Corn Varieties on Mammalian Health,' International Journal of Biological Sciences, 2009; http://www.ncbi.nlm.nih.gov/pmc/articles/PMC2793308/

第８章：脳――生物学的な中継スイッチ・全疾病の記録係としての役割

注１： Smith, M., Saisan, J. et al. 'Depression Symptoms and Warning Signs, 2013; http://www.helpguide.org/mental/ depression_signs_types_diagnosis_treatment.htm; accessed March 12, 2013

注２： Servick, K. 'A Leap Forward in Brain-controlled Computer Cursors,' Stanford University School of Engineering, 2012; http://engineering.stanford.edu/research-profile/leap- forward-brain-controlled-computer-cursors; accessed March 26, 2013

注３： Fraser, P., Massey, H. and Parisi Wilcox, J. Decoding the Human Body Field (Healing Arts Press, 2008)

注４： 'Chemotherapy Drugs Side Effects,' Stanford Medicine Cancer Institute; http://cancer.stanford.edu/information/ cancerTreatment/methods/chemotherapy.html; accessed March 26, 2013

注５： Duke University. 'Emotional Memories Function In Self- Reinforcing Loop,' ScienceDaily, 2005; http://www. sciencedaily.com/releases/2005/03/050323130625.htm; accessed March 26, 2013

注６： Jankowsi, K. 'PTSD and Physical Health,' 2007; http:// ptsd.about.com; accessed March 26, 2013

注７： Kaiser, E. and Gillette, C. 'A Controlled Pilot-Outcome Study of Sensory Integration (SI) in the Treatment of Complex Adaptation to Traumatic Stress,' Aggression, Maltreatment & Trauma, 2010; 19: 699–720; http://www.traumacenter.org/ products/pdf_files/SI Txt for Adult Complex PTSD article- Spinazzola.pdf; accessed March 9, 2013

注８： Grafton, S. 'Contributions of Functional Imaging to Understanding Parkinsonian Symptoms,' Current Opinion in Neurobiology, 2004; 14(6); 715–9

注９： Tanji, J. and Mushiake, H. 'Comparisons of Neural Activity in the Supplemental Motor Area and Primary Motor Cortex,' Cognitive Brain Research, 1996; 3(2); 143–50; http://wexler.free.fr/library/files/tanji (1996) comparison of neuronal activity in the supplementary motor area and primary motor cortex.pdf

第９章：バクテリア、ウイルス、真菌——邪悪な殺人鬼？　善意の治療？

注１： Humphries, C. 'The Deep Symbiosis Between Bacteria and their Human Hosts is Forcing Scientists to ask: Are We Organisms or Living Eco Systems?' Seed, 2009; http:// seedmagazine.com/content/article/the_body_politic/P2/; accessed March 26, 2013

注２： Gershon, M. The Second Brain (Harper Perennial, 1999)

注３： GuinÈe, R. Les Maladies MÈmoires de l' Evolution (Amyris, 2005)

注４： World Health Organization. 'Tuberculosis. Fact Sheet No. 104,' 2013; http://www.who.int/mediacentre/factsheets/ fs104/en/

注５： Center for Disease Control and Prevention. 'Treatment for TB Disease,' 2013; http://www.cdc.gov/tb/topic/basics/ default.htm; accessed March 26, 2013

注６： http://www.theoneclickgroup.co.uk/documents/vaccines/ Immunization Graphs PPT - RO 2009.pdf

注 7： Office of Enterprise Communication Media Relations CDC; 'Fact Sheet: Tuberculosis in the United States,' 2004; www. cdc.gov/media/pressrel/fs050317.htm; accessed March 17, 2005

注 8： Ellis, E. ' Tuberculosis in Canada Community Prevention and Control Public Health Agency Canada – Ottawa' ; www.phac- aspc.gc.ca

注 9： Sheldrake, R. A Sense of Being Stared At (Crown and Three Rivers Press, 2003)

注 10： Goodnow,C. 'ìSixthSenseîMayBeBiological,' Seattle Post-Intelligencer, 2003; http://www.sheldrake.org/ Articles&Papers/articles/staring_interview_SeattlePI.html

注 11： Urdanta,G.,Eduardo,S.etal. 'IntravesicalChemotherapy and BCG for the Treatment of Bladder Cancer: Evidence and Opinion,' European Urology Supplements, 2008; 542–7; http://eu-acme.org/europeanurology/upload_articles/ Urdanate PDF.pdf

索引

あ行

か行

さ行

た行

な行

は行

ま行

や行

ら行

わ行

■ 著者紹介

リチャード・フルック　Richard Flook

インターナショナル・アソシエーション・オブ・アドバンス・クリアリング・エナジェティクス代表。幼少期に両親の離婚、引き続いて乳がん転移による母の死を経験し、それ以来、人生でもっとも大切な人を襲った病気の原因（答え）を突き止めたいという強い思いを抱き続ける。三十歳でその思いを実現。家業経営で成功をおさめる傍ら、NLPを掘り下げて研究し、やがてNLPマスター・有資格トレーナーとなり、J.P.モルガン、チェース・マンハッタン銀行、サムスン、ソニー・エリクソンなどの一流企業に務める。その後、アドバンス・クリアリング・エナジェティクスの開発に取り組み、世界中に自身の画期的な方法論を広めながら、学びの技術を展開、その手法の先駆者となる。末期患者のクライアントに取り組み、素晴らしい成果をあげている。また、一般のクライアントからの相談も受け、その人生を非常に深いレベルで変容させる手助けをしている。複雑な技術を難なく指導することで定評があり、その指導力をもって、新人プラクティショナーやトレーナー希望者が自身と同じように奇跡的な結果を得られるよう導いている。

英国出身。現在は妻のクリスティンと息子のオリバーとカナダ・トロント付近に在住。

www.advancedclearingenergetics.com/

■ 訳　者

采尾英理　Eri Uneo

同志社大学文学部卒業。教育機関や一般企業での翻訳に従事した後、フリーランスに。訳書にイナ・シガール著『体が伝える秘密の言葉』（ナチュラルスピリット社）がある。

なぜ私は病気なのか？

●

2014年8月21日　初版発行

著者／リチャード・フルック

訳／采尾英理

装幀／斉藤よしのぶ

編集／山本貴緒

発行者／今井博央希

発行所／株式会社ナチュラルスピリット
〒107-0062　東京都港区南青山5-1-10
南青山第一マンションズ602
TEL 03-6450-5938　FAX 03-6450-5978
E-mail:info@naturalspirit.co.jp
ホームページ http://www.naturalspirit.co.jp/

印刷所／株式会社暁印刷

ISBN978-4-86451-130-8 C0011

●新しい時代の意識をひらく、ナチュラルスピリットの本

メタヘルス

ヨハネス・R・フィスリンガー 著
釘宮律子 訳

病気に結びつくストレスのトリガーや感情、そして信念を特定する理論的枠組み、メタヘルスとは？メタに健康になれるためのヒントが得られる。

定価 本体一八〇〇円＋税

体が伝える秘密の言葉
心身を最高の健やかさへと導く実践ガイド

イナ・シガール 著
采尾英理 訳
ビズネア磯野敦子 監修

体の各部位の病が伝えるメッセージとは？体のメッセージを読み解く実践的なヒーリング・ブック。色を使ったヒーリング法も掲載。

定価 本体二八七〇円＋税

マトリックス・リインプリンティング

カール・ドーソン
サーシャ・アレンビー 共著
佐瀬也寸子 訳

エコーを解き放ち、イメージを変える。人生が好転する画期的セラピー登場！

定価 本体二七八〇円＋税

マトリックス・エナジェティクス

リチャード・バートレット 著
小川昭子 訳

量子的次元とつながる次世代のエネルギー・ヒーリング法！「ツーポイント」「タイムトラベル」の手法で、たくさんの人たちが、簡単に「変容」できています。

定価 本体一八〇〇円＋税

マトリックス・エナジェティクス2 奇跡の科学

リチャード・バートレット 著
小川昭子 訳

限界はない！「奇跡」を科学的に解明する！1作目『マトリックス・エナジェティクス』の驚くべきヒーリング手法をさらに詳しく紐解きます。

定価 本体二六〇〇円＋税

瞬間ヒーリングの秘密
QE：純粋な気づきがもたらす驚異の癒し

フランク・キンズロー 著
髙木悠鼓、海野未有 訳

QEヒーリングは、肉体だけでなく、感情的な問題をも癒します。「ゲート・テクニック」「純粋な気づきのテクニック」を収録したCD付き。

定価 本体一七八〇円＋税

クォンタム・リヴィングの秘密
純粋な気づきから生きる

フランク・キンズロー 著
古閑博丈 訳

QEシリーズ第3弾。気づきの力を日常的な問題に使いこなし、人生の質を変容させる実践書。QEを実践する上でのQ&AとQE誕生の物語も掲載。

定価 本体二四〇〇円＋税

お近くの書店、インターネット書店、および小社でお求めになれます。

●新しい時代の意識をひらく、ナチュラルスピリットの本

キラエル
フレッド・スターリング 著
伯井アリナ 訳

7次元のグレートマスターであり、愛に溢れるスピリット・ガイド、キラエルの深遠なる叡智がいま明かされる。
定価 本体二四〇〇円＋税

Dr．ドルフィンの 地球人革命
松久正 著

新規予約6年半待ちのスーパー・ドクターが明かす真理。〝医療〟と〝宗教〟を必要としない人間になるカギは、「神経の流れ」である人間振動数にあった！
定価 本体一四五〇円＋税

アクシオトーナル・アライメント
DVDブック
アダマ＆ハキラ 著
日高播希人 訳

新しい時代の人の体のエネルギー活性化法が、遂に書籍とDVD化！ アセンションに役立ちます。
定価 本体三三三〇円＋税

これに気づけば病気は治る
樋口雄三 著

人がどうして病気になるのか、どうしたら治せるのかを長年研究した著者が辿り着いた高次元医療。宇宙エネルギー、霊遺伝子、医療における諸問題に迫る。
定価 本体一三五〇円＋税

必ず役立つ ヒーリングの基礎とマナー
河本のり子 著

プロのヒーラーとして多方面で活躍する著者による、ヒーラーになるために知っておきたい基礎とマナー。社会に通用するための知識を徹底解説。
定価 本体一八〇〇円＋税

喜びから人生を生きる！
アニータ・ムアジャーニ 著
奥野節子 訳

山川紘矢さん亜希子さん推薦！臨死体験によって大きな気づきを得、その結果、癌が数日で消えるという奇跡の実話。（医療記録付）
定価 本体一六〇〇円＋税

アナスタシア
響きわたるシベリア杉 シリーズ1
ウラジーミル・メグレ 著
水木綾子 訳
岩砂晶子 監修

ロシアで百万部突破、20ヵ国で出版。多くの読者のライフスタイルを変えた世界的ベストセラー！
定価 本体一七〇〇円＋税

お近くの書店、インターネット書店、および小社でお求めになれます。